DES

# CARDIOPATHIES RÉFLEXES

## D'ORIGINE BRACHIALE

PAR

**L. LASSÈGUE**

Docteur en médecine de la Faculté de Paris,
Ancien externe des hôpitaux de Paris,
Ancien externe de la clinique ophthalmologique des Quinze-Vingts,
Médecin-stagiaire à l'École du Val-de-Grâce.

PARIS
A. PARENT, IMPRIMEUR DE LA FACULTÉ DE MÉDECINE
A. DAVY, successeur
52, RUE MADAME ET RUE MONSIEUR-LE-PRINCE, 14

1883

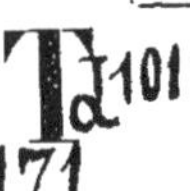

DES

# CARDIOPATHIES RÉFLEXES

## D'ORIGINE BRACHIALE

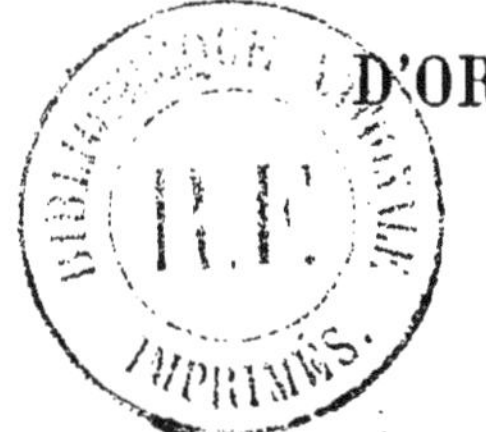
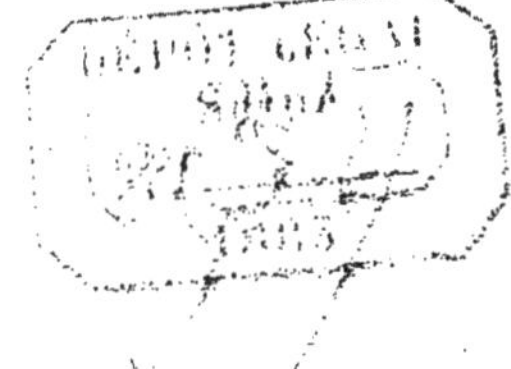

PAR


L. LASSÈGUE

Docteur en médecine de la Faculté de Paris,
Ancien externe des hôpitaux de Paris,
Ancien externe de la clinique ophthalmologique des Quinze-Vingts,
Médecin-stagiaire à l'École du Val-de-Grâce,



PARIS

A. PARENT, IMPRIMEUR DE LA FACULTÉ DE MÉDECINE

A. DAVY, successeur

52, RUE MADAME ET RUE MONSIEUR-LE-PRINCE, 14

1883

A MON PÈRE

Témoignage d'affection filiale et de profonde reconnaissance pour la sollicitude incessante avec laquelle il a dirigé mes études médicales.

A M. LE DOCTEUR DESCROIZILLES

Médecin de l'hôpital des Enfants-Malades
(Externat 1881)

Témoignage de respectueuse sympathie.

A M. LE DOCTEUR CUFFER

Médecin des hôpitaux

A MON PRÉSIDENT DE THÈSE

M. LE PROFESSEUR POTAIN

Médecin des hôpitaux
Chevalier de la Légion d'honneur

A MES MAITRES DANS LES HOPITAUX

A MES MAITRES DE L'ÉCOLE DU VAL-DE-GRACE

# DES CARDIOPATHIES RÉFLEXES

## D'ORIGINE BRACHIALE

---

### AVANT-PROPOS

Nous prions nos juges de vouloir bien nous accorder toute leur indulgence et d'excuser la témérité dont nous avons fait preuve en choisissant un sujet trop neuf encore peut-être pour qu'il nous fût permis de l'aborder.

Nous offrons tous nos remerciements à M. le professeur Potain, qui a bien voulu accepter la présidence de notre thèse après nous avoir aidé de ses conseils pendant que nous la préparions.

Nous tenons à remercier tout spécialement M. le Dr Cuffer, qui nous a indiqué le sujet de notre travail et qui en a suivi avec sollicitude le progrès, et notre ami Vignalou qui nous a aidé de ses recherches dans les auteurs allemands et dont la critique éclairée et quotidienne a été pour nous le plus précieux stimulant.

---

Les maladies de divers organes, tels que le rein, le foie, le poumon, l'estomac, ont sur le cœur un retentissement spécial bien connu pour chacune d'elles.

La néphrite interstitielle produit l'hypertrophie du ventricule gauche;

La cirrhose et d'autres affections du foie, l'insuffisance tricuspidienne avec ou sans angine de poitrine;

L'emphysème pulmonaire, la dilatation du cœur droit.

Enfin, la dilatation de l'estomac et les affections aiguës ou douloureuses de cet organe peuvent produire l'hypertrophie du cœur droit avec ou sans angine de poitrine.

L'étude de ces modifications organiques et fonctionnelles du cœur sous l'influence de lésions de viscères éloignés est en grande partie l'œuvre de M. le professeur Potain.

L'année dernière, au Congrès de La Rochelle, il a attiré l'attention des médecins sur un nouveau groupe de troubles cardiaques de cause périphérique, dans son Mémoire sur les effets cardiaques des névralgies du bras gauche, lu au Congrès de La Rochelle, le 30 août 1882.

C'est ce dernier groupe que nous entreprenons d'étudier.

# CHAPITRE PREMIER

## HISTORIQUE

Dès le début, nous nous heurtons à une équivoque médicale qui nous poursuivra sans cesse dans le courant de cette étude.

Les premiers observateurs qui ont réuni des faits d'angine de poitrine ont remarqué la fréquence des irradiations douloureuses vers le bras gauche dans cette maladie. Pendant l'attaque ordinaire, classique, au début ou au milieu de l'accès, des fusées douloureuses partent du foyer angineux et se dirigent vers l'épaule et le bras gauche qu'elles parcourent le plus souvent en entier jusqu'aux extrémités digitales.

Mais il est des cas d'angine de poitrine à début périphérique; il est des cas où la douleur, au lieu de partir du cœur, commence par le bras; il en est où elle commence par l'abdomen, par la nuque, par le testicule, par l'ovaire, et cependant il s'agit bien toujours d'angine de poitrine, comme la marche de la maladie et les autres symptômes le démontrent.

Les premiers observateurs ont remarqué ces débuts anormaux et surtout ce début brachial de l'angine de poitrine. De là à dire que toute douleur précordiale précédée d'une douleur au bras gauche est une angine de poitrine, il n'y a qu'un pas, et tous l'ont franchi, pour ainsi dire inconsciemment.

Or, dans ces faits d'accès de douleur précordiale

précédés d'une douleur au bras, il y a des faits de deux ordres :

1° De véritables angines de poitrine à début périphérique.

2° Des cardiopathies réflexes d'origine brachiale.

A l'article *Diagnostic* nous donnerons les caractères qui permettent d'établir cette distinction.

Heberden (1), dans son premier Mémoire, parle de ce début possible par le bras gauche des attaques de douleurs précordiales, mais il attribue toujours ces faits à l'angine de poitrine.

Jurine (2) se rallie à cette opinion.

J. Blackall, dans sa troisième remarque, dit, sans paraître y attacher d'importance : « Tantôt la douleur au bras précède, tantôt elle suit le paroxysme (3) ».

Sir John Forbes (1) fait une remarque qui, nous le verrons plus tard, est d'une importance capitale : « Dans quelques cas, dit-il, la douleur s'est trouvée commencer dans le bras, pour darder de là vers la poitrine, mais nous croyons que ce fait s'est seulement produit dans les cas de longue durée. Nous ne connaissons aucun cas où, dès le début, une telle marche de l'attaque ait été observée ». On ne peut

(1) Heberden. Some account of a disorder of the breast, in Medical Transactions by the College of physicians of London, t. II, p. 57, 1768.

(2) Jurine. Mémoire sur l'angine de poitrine, p. 152. Paris, 1815.

(3) J. Blackall. Observations on the nature and cure of Dropsies to which is added and appendix, containing several cases of angina pectoris, with dissections. London, 1813.

(4) The Cyclopedia of practical medicin. London, 1833, vol. I, p. 81, art. Angina pectoris, by sir J. Forbes.

cependant laisser à sir John Forbes tout le mérite de cette constatation. Il aurait trouvé, s'il avait bien voulu, dans le mémoire de Heberden lui-même, un fait de douleur au bras précédant la douleur précordiale dès la première attaque et il aurait dû forcément en faire comme Heberden, une angine de poitrine, puisque, à cette époque, tout fait de douleur précordiale intense, quels que fussent les phénomènes douloureux périphériques qui la suivaient ou la précédaient, était considéré comme un cas d'angine de poitrine. La remarque de sir John Forbes doit être en partie attribuée, pensons-nous, à ce que cet auteur n'admet comme cause de l'angine de poitrine que les troubles de structure du cœur ; il serait donc fort embarrassé par sa théorie d'expliquer ce début périphérique se produisant dès les premières attaques, il préfère contester le fait lui-même.

Trousseau (1), parlant de ces angines à début anormal, les assimile presque à l'épilepsie. Il est même conduit à faire de l'angine de poitrine en général, quelle que soit sa forme, une sorte de névrose d'origine centrale, comme l'épilepsie et l'hystérie ; les irradiations douloureuses excentriques vers le bras, aussi bien que les douleurs du bras se dirigeant vers le cœur, ne sont pour lui que les formes variables et indifférentes d'une *aura* analogue à celle de l'épilepsie, à la boule de l'hystérie.

(1) Trousseau. Clinique médicale de l'Hôtel-Dieu, 6e édition. Paris, 1882, t. II, p. 527.

Cahen (d'Anvers) (1), dans son remarquable mémoire sur les Névroses vaso-motrices, cherche à faire rentrer l'angine de poitrine dans le nouveau cadre nosographique qu'il a tracé, et certains faits d'angine de poitrine débutant par le bras gauche lui paraissent excellents pour soutenir sa thèse. Il ne s'est pas douté que, dans l'un des cas qu'il cite, le plus concluant selon lui, il a eu affaire, non pas à une angine de poitrine vaso-motrice, mais à des troubles vaso-moteurs généraux dont la localisation au bras gauche a produit à un moment donné une névralgie brachiale, et c'est cette névralgie brachiale qui, à son tour, a déterminé les troubles cardiopathiques que Cahen a pris pour de l'angine de poitrine. Cette observation sera rapportée et discutée plus loin.

En 1863 enfin, Axenfeld (2) écrit la phrase suivante : « Il ne répugne pas d'admettre que, dans certains cas d'angine de poitrine, le foyer de l'hyperesthésie puisse être dans les nerfs du membre supérieur ou dans les nerfs intercostaux, et que les plexus cardiaques soient alors l'aboutissant de l'excitation morbide de la moelle au lieu d'en être l'origine; mais il faut bien le reconnaître, ce qui manque, ce sont les preuves cliniques à l'appui de cette ingénieuse supposition. »

Sans cette malheureuse confusion de tous les trou-

(1) Cahen (d'Anvers). Des névroses vaso-motrices, in Arch. gén. de méd., année 1863, vol. II, p. 453.

(2) Axenfeld. Art. Névroses, in Pathologie médicale de Requin, 1re édition. Paris, 1864, t. IV, p. 300.

bles douloureux du cœur sous le nom d'angine de poitrine, on le voit, l'illustre pathologiste aurait le premier indiqué l'influence autonome des névralgies du bras gauche sur le cœur.

M. Parrot (1) et la plupart des auteurs qui ont traité depuis Trousseau de l'angine de poitrine adoptent, plus ou moins complètement, l'opinion de ce dernier : tous les phénomènes douloureux qui précèdent l'attaque sont des phénomènes de cause centrale et non locale, absolument comparables à l'*aura* épileptique.

Jusqu'en 1877, l'opinion de Trousseau règne sans conteste Mais, à ce moment, M. Peter (2) attaque cette théorie. Il ne voit, dans ces angines de poitrine d'origine brachiale, que des névralgies du nerf phrénique, ou névralgies diaphragmatiques, caractérisées par des points douloureux dont l'hyperesthésie momentanée simule une *aura* épileptoïde.

En 1878, Lasègue (3) publie une observation de « névralgie du plexus brachial et cervical, simulant chez un emphysémateux une angine de poitrine »; et cette sérieuse étude de diagnostic vient encore restreindre le champ déjà si étroit des angines de poitrine à début brachial. Il importe seulement de ne pas généraliser et de ne pas voir dans tous les faits de douleurs brachio-cardiaques des névralgies de la paroi thoracique; les faits de M. Peter existent, mais, à

(1) Parrot. Art. Angine de poitrine, in Dict. encycl. des sciences méd., 1re série, t. V, p. 50.

(2) Peter. Clinique médicale, 2e édition, t. I, p. 484.

(3) Gazette des hôpitaux, 16 nov. 1878.

côté d'eux, il y a place pour ceux que nous avons réunis et qui ne leur ressemblent nullement, nous le verrons plus loin.

En 1881, dans une leçon clinique encore inédite que M. le Dr Cuffer a recueillie et qu'il a bien voulu nous communiquer, M. le professeur Potain indique pour la première fois l'influence des traumatismes du bras gauche sur le cœur ; par un reste de déférence à une si longue tradition, il emploie encore le mot d'angine de poitrine pour désigner ces douleurs précordiales, mais avec de grandes restrictions et sans y attacher la signification spéciale que comportait jusque-là ce terme.

Enfin, en 1882, M. Potain lit au congrès de La Rochelle un mémoire dans lequel ce mot est définitivement abandonné et dans lequel il détermine l'effet précis des névralgies traumatiques du bras gauche sur le cœur : l'hypertrophie du ventricule gauche.

## CHAPITRE II.

### CARDIOPATHIES CONSÉCUTIVES A DES NÉVRALGIES DU BRAS GAUCHE D'ORIGINE NON TRAUMATIQUE.

Dans son important travail sur la classification des angines de poitrine, actuellement en cours de publication, dans la *Revue de médecine* (1), M. le Dr Huchard cite d'une façon générale les angines de poitrine à début périphérique sans entrer dans de grands dé-

(1) Huchard. Des angines de poitrine. Rev. de méd., avril et juin 1883.

tails à leur sujet. Or, dans ces angines à début périphérique, il y a des choses bien différentes.

Il y a d'abord des angines de cause centrale, où une modification passagère et permanente des centres nerveux produit à la fois des phénomènes douloureux du côté du cœur et des phénomènes douloureux du côté de certains groupes de nerfs (1); il y a les cas bien nets d'angine de poitrine d'origine vaso-motrice de Cahen (d'Anvers) (2), de Thurn (3), de Nothnagel (4) et de Lauder Brunton (5); il y a, en troisième lieu, les cas d'angine de poitrine de cause quelconque, dont l'attaque est annoncée *quelquefois* par une douleur, un engourdissement de la main ou du bras gauche, comme l'a montré et l'a expliqué W. Butter (6), comme l'a constaté J. Forbes (7); il y a enfin, en quatrième lieu, ce que nous appelons les cardiopathies réflexes d'origine brachiale, qui ne sont plus à aucun titre des angines de poitrine.

Voici les observations sur lesquelles nous nous appuyons pour décrire ces cardiopathies comme des phénomènes pathologiques bien distincts :

(1) Voy. Jahn. Ueber die Syncope anginosa Parry's, Angina pectoris Heberden's, Asthma spastico-arthriticum inconstans Stöller's, in Journ. de Hufeland, 1806, t. XXIII, 3e partie, p. 37.

Et Adelman. Journ. de Hufeland, t. LXXI, 2e partie, p. 3.

(2) Loc. cit.

(3) Thunr. Syncopa, epilepsia acuta vaso-motoria, und Angina pectoris vaso-motoria, in Deutsche militairœrtz. Zeitschr., 1875, n° 6.

(4) et (5). In Georges Johnson. On the relation between angina pectoris and peripheral arterial contractions, and on the modus operandi of nitrite of amyl as a remedy for this disease. Brit. med. Journal, 23 juin 1877, p. 770.

(6) W.Butter. A treatise on a disease commonly called angina pectoris. London, 1796.

(7) Op. cit.

## § 1. — *Observations.*

Obs. I (1). — Ce cas fut communiqué au Dr Heberden par une lettre anonyme conçue dans ces termes :

« Je suis âgé de 42 ans; ma taille est moyenne, ma constitution forte, mon cou court.

« J'ai du penchant à être gros; mon pouls bat quatre-vingts fois par minute et ses extrêmes sont, en parfaite santé, de soixante-douze à quatre-vingt-dix pulsations.

« Dès mon enfance j'ai eu la plus belle santé et, pendant plus de vingt ans, je n'ai pris aucun remède. Il y a environ cinq ou six ans que je ressentis pour la première fois les atteintes de cette maladie dont vous avez parlé : elle me saisissait toujours en marchant ou après le dîner, ou le soir; je ne l'ai jamais eue le matin, ni assis, ni au lit.

« Je ne monte jamais à cheval et je monte rarement en carosse, mais dans ce dernier cas les attaques n'ont jamais paru.

« Le premier symptôme de ce mal est une douleur au bras gauche un peu au-dessous du coude, qui peut-être en moins d'une demiminute s'étend en travers de ma poitrine du côté gauche et produit un commencement de défaillance ou un peu de gêne dans ma respiration, du moins je l'imagine ainsi, mais la douleur me force à m'asseoir. D'abord, comme vous l'observez, elle disparaissait à l'instant, mais, dernièrement, ce n'est plus qu'insensiblement. Si par impatience je marche avant qu'elle soit entièrement dissipée, elle renaît. Il m'est fréquemment arrivé, étant en compagnie, de supporter la douleur sans m'en embarrasser, alors elle durait 5 à 10 minutes et cessait presque subitement. Elle reparaissait à des intervalles irréguliers d'une semaine, de quinze jours, d'un mois, en général plus fréquemment en hiver qu'en été. Comme, lorsque la douleur me quittait je

(1) Heberden. Some account of a disorder of the breast, read at he College, july 21, 1768, in Med. Transact. published by the College of Physicians in London (suite), vol. III, p. 1. London, 1772. Baker the J. Dodsley.

me trouvais fort bien, que je ne crachais ni sang, ni matière purulente et que je n'avais aucun soupçon de la formation d'un abcès, je ne me suis pas jusqu'ici inquiété de sa cause, l'attribuant à un embarras dans la circulation ou à une espèce de rhumatisme.

« Je vais maintenant vous faire connaître les sensations qui me font présager une mort subite. J'ai fréquemment éprouvé, étant assis, debout, ou même dans mon lit, une sensation que je ne puis mieux exprimer qu'en la nommant *une pause universelle et interne des opérations de la nature*, qui durait 3 ou 4 secondes et qui était suivie d'un choc au cœur ; ce choc ressemblait à celui que ferait un petit poids attaché par un cordon à quelque partie du corps et qui tomberait de la hauteur d'une table à la hauteur de quelques pouces du plancher. Il y a des temps où cette sensation se fait apercevoir 2 à 3 fois dans une demi-heure ; dans d'autres, je ne la sens qu'une fois par semaine ; quelquefois je reste longtemps sans m'en ressentir, il semble que depuis une année j'y sois beaucoup moins sujet qu'auparavant.

« Comme vous avez annoncé que plusieurs personnes étaient mortes subitement de l'angine de poitrine, je présume qu'elles avaient éprouvé le symptôme que je viens de décrire, pensant qu'il est plus probable de le regarder comme cause de mort subite qu'aucun de ceux auxquels vous l'avez attribuée. Mais quelle qu'en soit la cause, s'il plaît à Dieu de me faire mourir subitement, j'ai donné des ordres pour vous faire donner des détails de ma mort et vous transmettre la permission d'ouvrir mon corps pour en chercher la cause, ce qui pourra peut-être fournir des lumières sur l'origine de la maladie qui fait le sujet de cette lettre. »

Environ 3 semaines après la réception de cette lettre, dit Heberdon, on m'apprit que ce malade, en faisant une promenade au sortir de son dîner se trouva mal ; il s'appuya contre un piquet et pria un passant de l'aider à gagner une maison voisine où il vomit beaucoup ; on le saigna et il mourut en moins d'une demi-heure.

Le cadavre fut ouvert par John Hunter.

Il trouva tous les viscères en bon état. Il examina avec une attention particulière les viscères thoraciques, surtout le cœur, ses vaisseaux et ses valvules qui furent constatés être dans leur état naturel à l'exception de quelques taches sur l'aorte dépendant d'un commencement d'ossification. Les poumons avaient contracté de faibles adhérences avec la plèvre du côté gauche. Le ventricule aortique était singulièrement fort, épais et aussi complètement vide de sang que s'il eût été lavé. On observa que ce liquide n'était nulle part coagulé, pas même après avoir été exposé pendant deux heures à l'air; il avait la consistance d'une crème légère sans aucune séparation de partie constituante.

Obs. II (1). — Le sujet est un conducteur âgé de 47 ans, bien musclé, d'un embonpoint considérable, de petite taille. Il a la barbe et les cheveux épais, grisonnants et le teint coloré. Il ne se souvient pas d'avoir été malade depuis l'âge de 15 ou 16 ans.

Il éprouve depuis environ 18 mois des douleurs semblables à celles qu'il présente aujourd'hui et dont on verra plus loin la description. Ces douleurs, d'abord légères et revenant de loin en loin, devinrent si fortes au bout de six mois et se produisirent si fréquemment qu'elles obligèrent le malade à quitter ses occupations. Il y a deux mois, elles ont commencé à se faire sentir tous les jours.

Elle sont provoquées par tous les mouvements un peu forts du bras; elles ne se manifestent ni quand le malade monte un escalier, ni quand il va à la selle. Elles ont lieu par accès pendant lesquels des palpitations surviennent quelquefois. Elles partent alors de la partie antérieure du bras gauche qu'elles occupent jusqu'à l'aisselle et vont retentir dans la région précordiale et dans le côté gauche du cou. En même temps il existe de l'anxiété, des angoisses, de l'oppression, des sueurs, mais il n'y a pas menace de suffocation.

A la région précordiale, on constate une matité de 0 m. 05 à 0m. 06 transversalement, et de 0. 08 à 0m. 09 de haut en bas; légère voussure dans le point occupé par la matité. Impulsion du cœur médiocre; bruits normaux, battements réguliers. Partout ailleurs la poitrine est bien conformée, également sonore dans les points correspondants; la respiration paraît un peu gênée, mais le bruit est partout vésiculaire, sans mélange de râle.

En arrière, dans l'étendue de 0 m.06 environ un peu en dehors des apophyses épineuses dorsales et au niveau des quatre premiers espaces intercostaux, la pression détermine une douleur peu intense, du côté gauche seulement. Un point semblable se trouve vers le mi-

(1) Valleix. Traité des névralgies, p. 416. Paris, 1841.

lieu des trois premiers espaces dans le trajet d'une ligne abaissée du creux de l'aisselle. En avant, ces trois premiers espaces sont douloureux aussi à la pression vers l'union des cartilages et des côtes et dans l'étendue de 0m06 environ.

L'appétit est médiocre. Les autres fonctions s'exécutent bien.

Obs. III (Personnelle. — Le nommé D... (Jacques), né à Moulins, âgé de 57 ans, est entré le 21 mars 1883, à l'hôpital Necker, dans le service de M. le docteur Cuffer.

Il est couché au n° 33 de la salle Saint-Louis. C'est un homme petit, de constitution sèche.

Son père est mort à 44 ans, sa mère à 35, de maladies qu'il ne peut préciser. Ils se portaient bien habituellement. Jusqu'à l'âge de 35 ans, il s'est toujours bien porté. Pas d'antécédents strumeux, pas de rhumathisme. A l'âge de 35 ans, il éprouve de violents chagrins, il fait des veilles nombreuses et fatigantes. Il est pris de violentes névralgies occupant surtout la moitié gauche de la face et du crâne et présentant un point maximum un peu au-dessous de l'articulation temporo-maxillaire gauche. Ces attaques ont une durée variable et se répètent à des intervalles variant de 15 jours à 6 mois depuis vingt-deux ans.

Pendant les accès la vue se trouble légèrement, mais il n'y a pas de congestion oculaire apparente. — Depuis une dizaine d'années, il ressent de temps en temps dans le mollet gauche des crampes fort douloureuses qui durent dix minutes, mais n'ont jamais donné aucune irradiation.

Pas d'antécédents syphilitiques.

En 1873, il ne peut dire sous quelle influence, son testicule gauche commence à grossir et atteint bientôt le volume du poing. Il entre à l'Hôtel-Dieu en 1874 et on fait la ponction de l'hydrocèle; injections de teinture d'iode.

Huit jours après, l'épanchement se reproduisait déjà. En octobre 1875, D... a recours une seconde fois à l'intervention chirurgicale, et M. B. Anger opère l'ablation du testicule.

D... ne présente aucun signe d'alcoolisme, il ne boit guère que de l'eau rougie; il ne fume jamais.

Depuis l'époque où ont apparu ses névralgies de la nuque et de la face, il est dyspeptique, ses digestions sont longues et difficiles; il a



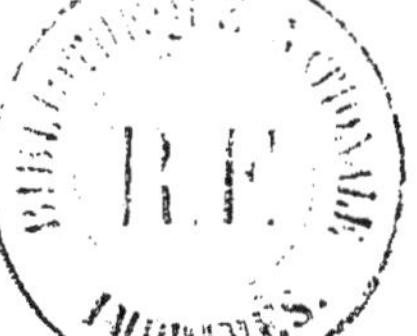

quelquefois des vomissements alimentaires deux ou trois heures après le repas. En même temps, il a toujours des éructations, et se sent mal à son aise pendant le temps que dure sa digestion.

Mais il n'a pas de pituite le matin, et jamais il n'a ressenti de palpitations après ses repas.

Il a toujours été très nerveux et très impressionnable ; un accident, une émotion un peu vive, la vue du sang le font tomber en syncope.

Depuis son enfance, D... exerce le métier de cirier. Il fabrique des cierges. Il est placé debout, le bras gauche élevé plus haut que sa tête. Du bout des doigts de la main gauche, il tourne continuellement le bout de la mèche du cierge qu'il fabrique, faisant les mouvements de doigts que nous pouvons reproduire en émiettant du pain ou en faisant une petite boulette de papier. De la main droite, il verse de la cire fondue le long de la mèche qu'il tord ainsi sans cesse. Ces deux mouvements, celui de la main gauche entre autres, sont continus.

Il y a quatre mois, ayant travaillé comme d'habitude toute la journée, il venait de sortir de son atelier et rentrait chez lui vers six heures pour prendre son repas, lorsqu'il sentit une douleur aiguë, électrique, partir de son petit doigt gauche, remonter le long de la main et du bras jusqu'à l'épaule, puis atteindre brusquement la région précordiale où elle devint tellement forte qu'il fut obligé de se laisser tomber à terre et de comprimer à deux mains sa poitrine ; la douleur s'étendait du sternum au mamelon gauche, sans aucune irradiation. La douleur au bras avait cessé rapidement ; mais celle de la région précordiale dura vingt minutes avec la même intensité. Elle n'était pas angoissante et n'empêchait pas la respiration de s'effectuer librement.

Il n'a pas ressenti de palpitations.

La douleur a cessé brusquement, faisant place à un sentiment de bien-être intense.

Il s'est relevé et est rentré chez lui, n'ayant pas perdu connaissance.

Dans les deux mois qui suivent, seconde attaque.

Vers le milieu de janvier, il cesse son travail. Le 1er février, il le reprend ; le soir même en sortant de l'atelier, après avoir fait 100 ou 150 pas, nouvelle attaque. Depuis ce moment, il a eu *tous les soirs* régulièrement à 7 heures une attaque exactement analogue, à sa sortie de l'atelier.

Le 21 mars, il se décide à entrer à l'hôpital. Il est placé dans le service de M. Cuffer; le soir, pas d'attaque. Il se croit guéri et sort le lendemain matin.

Le lendemain en sortant de l'atelier, attaque; et tous les soirs elle se reproduit comme par le passé.

Le 3 avril, entré de nouveau dans le service; pas d'attaque le soir.

A l'auscultation, on ne trouve rien au cœur ; les battements sont normaux, pas d'hypertrophie. On constate seulement un soufle extra-cardiaque presque musical. Il n'accuse aucune douleur au niveau du cœur; la pression au doigt sur les points ordinaires des névralgies brachiale, intercostale et diaphragmatique ne provoque aucun sentiment de douleur.

Il se plaint d'un peu de névralgie occipitale gauche.

On lui donne des toniques et un granule d'aconitine par jour.

Il demande à sortir le 17 avril, et depuis lors, on ne l'a plus revu. Il n'a présenté aucun accès pendant tout son séjour à l'hôpital.

## § 2. — *Examen des trois observations précédentes.*

Tel est ce premier groupe de trois observations; voyons maintenant quelles considérations générales nous pouvons en tirer.

Chez les trois malades d'abord, le début par le bras gauche à été un phénomène primordial. La première attaque s'est manifestée ainsi ; toutes celles qui ont suivi, de même.

Avant cette première attaque on n'avait constaté, ni du côté du cœur, ni du côté du bras, aucun phénomène douloureux ou dénotant un trouble quelconque de l'intégrité des fonctions.

Nous ne saurions trop insister sur ce fait, car pour

nous la douleur du bras gauche n'a pas une valeur de position indifférente dans le cours de l'attaque. La douleur du bras gauche s'est produite chez trois individus dont le cœur était sain et c'est cette douleur qui a été non pas la première manifestation, mais la *cause* de l'accès de cardiopathie.

De plus, la douleur précordiale dans aucun cas n'a envoyé d'irradiations vers le bras gauche ou vers le cou, comme il est à peu près de règle dans l'angine de poitrine.

En outre, elle n'était pas angoissante, elle ne donnait pas au malade la crainte affreuse d'une mort subite, imminente.

Le premier malade, cependant, celui de Heberden, donne un démenti formel à cette proposition que nous venons de formuler. A un moment donné, longtemps après le début de sa maladie, il est frappé d'attaques bien nettement angoissantes; il ressent cette « pause universelle et interne des opérations de la nature, » cette horrible incertitude de la vie. C'est là, s'il en fut jamais, de l'angine de poitrine *vraie*, la meilleure preuve, s'il en faut encore, c'est qu'il en est mort. — Oui, dirons-nous, ces attaques sont bien de l'angine de poitrine classique, ce qui le prouve, c'est d'abord la mort subite du malade pendant un accès; ensuite l'autopsie faite par Hunter en a donné la preuve palpable. Ce malade, nous dit en effet Heberden, présentait au niveau de l'aorte « deux plaques dénotant un commencement d'ossification. » Ces deux plaques d'athérome étaient évidemment situées au niveau même de l'orifice des coronaires et rétrécissaient considérablement le calibre de l'orifice de ces vaisseaux ; si Hunter ne l'a pas expressément mentionné, c'est que, à cette époque, on n'avait encore pas établi la corrélation entre cette lésion et l'angine de poitrine. Parry (1) devait, trente et un an plus tard, faire cette découverte. — Ces plaques étaient les seules existantes ; elles étaient donc probablement d'origine récente, et avec leur développement avait coïncidé l'apparition de ces attaques terribles d'*angor pectoris* vrai qui épouvantèrent le malade et dont la dernière l'emporta.

Mais avant l'apparition de ces attaques, il en avait d'autres et celles-là d'un tout autre caractère. Elles débutaient par une douleur au bras gauche, elles étaient bénignes au point que « il lui était fréquem-« ment arrivé, étant en compagnie, de supporter la « douleur sans s'en embarraser. »

Est-ce là cette « pause universelle des opérations de la nature? » Certainement non, la comparaison est impossible. Le malade ne les a jamais confondues. Il a longtemps souffert des premières sans en être sérieusement incommodé, les secoudes seules l'effrayent.— Ces premières attaques étaient manifestement de cause nerveuse et l'autopsie vient encore nous donner la preuve que cette névralgie idiopathique du bras gauche en est la cause. Hunter a trouvé, en effet, une hypertrophie considérable du ventricule gauche. Or,

(1) Parry. An inquiry into the symptoms and ca.ses of the Syncope anginosa, p. 45. London, 1799.

c'est la lésion caractéristique des cardiopathies d'origine brachiale. Par un singulier hasard, il se trouve qu'une autopsie faite plus de cent ans avant la découverte de M. Potain, — sans aucune idée préconçue, par conséquent, — en donne une éclatante confirmation. Mais cette autopsie est aussi la seule, car ces cardiopathies sont très bénignes dans leur pronostic, elles ne tuent pas, et il a fallu qu'un malade qui en était atteint contractât postérieurement une maladie entièrement différente, l'angine de poitrine par rétrécissement des coronaires, et qu'il en mourût, pour que l'on surprit chez lui, *de visu*, la lésion de sa maladie primitive, que la clinique seule aurait pu prévoir sans cela, si l'auscultation du cœur avait été pratiquée du temps de Heberden.

Ce malade avait donc bien manifestement une cardiopathie dont la cause était sa névralgie brachiale, névralgie dont l'apparition et le retour ont constamment amené et rappelé les attaques : la bénignité de ces accès jointe à l'hypertrophie du ventricule gauche, ne peuvent laisser aucun doute sur le rôle capital et pathogénique de cette névralgie.

Le malade de Valleix (obs. II) est dans le même cas, mais il présente la maladie dont nous parlons dans toute sa simplicité. Ses attaques ont toujours été identiques depuis la première jusqu'à la dernière, et la première douleur au bras a été la cause du premier accès. Il nous offre même l'occasion d'insister encore sur la *nécessité* de l'intervention des nerfs du bras gauche pour qu'il y ait production de la cardiopathie spéciale dont nous traitons.

En effet, sa névralgie intercostale est certainement antérieure à tout le reste, les points douloureux qui existent sur ces nerfs prouvent que ceux-ci sont depuis longtemps malades. Mais, un jour, qu'arrive-t-il? cette névralgie s'étend aux nerfs du bras par l'intermédiaire des nombreuses anastomoses qui existent entre les premiers nerfs dorsaux, le premier surtout et le plexus brachial (1) et immédiatement a lieu cette propagation au cœur que la névralgie dorso-intercostale avait été impuissante à produire à elle seule.

Ce fait est pour nous très net et très démonstratif; il établit entre le cœur et les nerfs du bras gauche seuls, à l'exclusion de tous les autres, même les plus voisins, des rapports pathogéniques que nous retrouverons dorénavant dans toutes les observations que nous allons passer en revue. Nous essaierons d'en donner l'explication dans la dernière partie de ce travail.

Dans cette seconde observation nous trouvons encore des signes très nets d'hypertrophie du ventricule gauche dans cette matité assez étendue de la région précordiale et surtout dans la voussure anormale de la région, indice du travail exagéré du muscle cardiaque et de son effort insolite contre la paroi thoracique.

Quant à faire de ce cas une de ces névralgies brachio-

(1) Valleix. Loc. cit.

thoraciques de Piorry (1), diaphragmatique de M. Peter (2), brachio-cervicales de Lasègue (3), cela n'est pas possible. Ce que nous venons de dire nous dispense d'insister sur ce diagnostic. Ces névralgies n'ont jamais produit sur le myocarde une altération quelconque.

Le cas que nous avons observé personnellement présente les mêmes caractères essentiels que les précédents. L'attaque toutefois est plus violente et se rapproche davantage de celle de l'angine de poitrine vraie. Cependant on observera que la douleur n'est jamais angoissante et surtout qu'elle n'envoie jamais d'irradiations soit vers le bras gauche soit dans d'autres directions.

Le fait remarquable dans cette observation est que la cardiopathie est ici sous la dépendance d'une cause professionnelle qui lui a donné naissance sans nul doute et qui continue à exercer sur elle une influence manifeste. Il est évident, en effet, que la fatigue prolongée du bras gauche produite par sa position élevée et le mouvement continu des doigts sont la cause directe, chez cet individu fortement névropathique, de cette douleur presque fulgurante qui part du petit doigt pour aller éclater au cœur, ce but constant des douleurs du bras gauche : le cœur est ici encore atteint dès la première fois et dans la suite il en est toujours de même ; la persistance de la cause profes-

(1) Piorry. Bulletin clinique, 1er janvier 1836.
(2) Loc. cit.
(3) Loc. cit.

sionnelle amène tous les jours à la même heure, avec une régularité mathématique le retour des mêmes effets douloureux. Son interruption produit immédiatement une trêve, sa reprise est suivie le jour même de la reprise de la cardiopathie. Il est impossible de nier ici le rôle capital de la névralgie du bras gauche. On ne saurait imaginer un cas plus concluant.

On se demandera pourquoi dans ce fait, au contraire des deux autres, nous ne trouvons pas d'hypertrophie du cœur gauche. Cela tient probablement à ce que la maladie ne datait que de trois mois; la lésion cardiaque n'avait pas eu le temps de s'accuser; elle se fera, soyons-en sûrs, manifeste et incontestable, si le malade continue son métier comme il paraissait en avoir l'intention.

## § 3. — *Autres observations.*

A côté de ces trois faits types où les troubles cardiaques sont la conséquence unique de névralgies solitaires du bras gauche, nous allons maintenant en placer un certain nombre qui s'en rapprochent, sans cependant offrir la même simplicité d'allures.

Obs. IV. (1). — Mme B..., âgée de 40 ans, d'une très forte constitution, d'un tempérament sanguin, cheveux noirs, peau brune, visage haut en couleur, taille au-dessus de la moyenne, embonpoint très prononcé, jouit habituellement d'une bonne santé. Elle est mère de deux fils dont l'un à seize ans, l'autre quatorze.

(1) Cahen (d'Anvers). Loc. cit., obs. XVIII.

Depuis qu'elle est accouchée de ce dernier, elle a eu tous les ans trois ou quatre fois, dit-elle, des hémorrhagies d'une abondance excessive. A ces époques, elle éprouvait une douleur vive, continue, mais augmentant par accès au niveau de la fosse iliaque droite ; elle sentait se former une tumeur dure, très volumineuse, dans cette région, puis elle était prise de coliques violentes et perdait des caillots sanguins en quantité considérable. Cette hémorrhagie durait une huitaine de jours et laissait la malade épuisée par la perte sanguine, mais ses forces revenaient très rapidement, et la période menstruelle suivante ne manquait pas d'amener, comme toujours, un écoulement de sang très abondant.

Mme B... consulta un grand nombre de médecins et subit sans avantages les traitements les plus variés ; elle fut saignée plus de 60 fois, me dit-elle ; on fit des cautérisations de l'utérus avec les caustiques potentiels et avec le fer rouge. On la condamna à un repos dans la position horizontale pendant plusieurs mois, rien n'y fit. Les hémorrhagies continuaient toujours et quand je fus appelé à soigner Mme B..., on avait dit à son mari qu'elle était atteinte d'une tumeur à l'ovaire droit, incurable.

Je constatai l'existence de points névralgiques nombreux dans les espaces intercostaux et à la paroi abdominale ; absence incontestable de toute espèce de tumeur ; intégrité parfaite de l'utérus, corps et col, état hystérique très prononcé.

Je considérai la métrorrhagie comme étant d'origine nerveuse, je m'abstins de tout traitement local et traitai l'état général par des bains froids de rivière et de mer, des affusions froides quotidiennes, un régime tonique, des antispasmodiques variés. Pendant deux ans, cinq hémorrhagies apparurent à des époques irrégulières, mais toujours au milieu du mois qui séparait deux périodes ménorrhagiques. Depuis huit ans, les hémorrhagies utérines ont cessé ; les règles sont très abondantes et régulières. L'état hystérique est un peu moins prononcé. Les points névralgiques persistent.

Il y a deux ans, Mme B... fut atteinte d'une douleur vive dans le bras gauche, elle était alors en Angleterre. On considéra sans doute cette douleur comme nerveuse, puisqu'on la traita par l'électricité, néanmoins elle persista et ne tarda pas à s'accompagner d'un affaiblissement très prononcé, d'une demi-paralysie du membre. Quand je vis Mme B... (mars 1862), je constatai une hyperesthésie très prononcée de la peau de l'avant-bras gauche, une douleur vive à la pression du nerf cubital, une augmentation de 3 centimètres dans la circonférence du membre à quatre travers de doigt au-dessous du pli du coude, cette augmentation existait sans doute dans toute l'étendue de l'avant-bras; la malade se plaint d'éprouver aussi de temps en temps des craquements dans la région du cœur qui lui font croire qu'elle va mourir. A l'auscultation du cœur, on ne perçoit aucun bruit anormal; le pouls est parfaitement régulier dans son type et son volume.

Je prescris l'usage de l'acide arsénieux à la dose de 1 milligr. dix fois par jour, des frictions de baume de Fioraventi le long de l'avant-bras. Une amélioration rapide se manifeste, mais la malade, se trouvant bien, cesse de prendre de l'arsenic dans la crainte de s'empoisonner. En juin, les douleurs dans la région du cœur se reproduisent avec plus d'intensité, la névralgie cubitale existe, mais très modérée. Le traitement arsenical recommencé amène une guérison qui s'est maintenue.

Depuis, douleurs dans le genou gauche, traitées de même par l'arsenic.

Voici donc une malade affectée de troubles vaso-moteurs multiples. A un moment donné ces troubles vaso-moteurs se localisent dans le bras gauche et y occasionnent une violente névralgie brachiale; immédiatement apparaissent du côté du cœur des troubles assez graves pour que Cahen porte le diagnostic d'angine de poitrine.

En réalité, on voit que ces douleurs ne présentent pas les irradiations de l'angine de poitrine. On ne constate pas, il est vrai, l'hypertrophie du cœur gauche, mais on peut faire ici encore la remarque que la maladie a été trop vite attaquée et écartée pour qu'une lésion permanente ait eu le temps de se produire du côté du cœur.

On pourra nous dire aussi : chez cette femme les centres vaso-moteurs étaient malades ou tout au moins le siège d'une excitation exagérée, morbide, dès lors il y a bien réellement ici angine de poitrine d'origine centrale.

Il nous semble cependant que ces attaques douloureuses suivent trop exclusivement la congestion du bras gauche pour que nous n'attribuions pas à ces congestions et aux névralgies qu'elles déterminent le rôle pathogénique dans ces accès.

Obs. V (1). — Il s'agit d'une femme dans la famille de laquelel l'angine de poitrine de forme nerveuse était héréditaire. « Elle s'était toujours bien portée, lorsque, depuis 2 ou 3 ans, sont apparues à la partie supérieure du tronc, surtout à gauche, de petites tumeurs dures, douloureuses, disséminées sur le trajet des nerfs, occupant les espaces intercostaux, le bord interne du bras gauche et surtout la partie latérale gauche du cou. Ces tumeurs, parfaitement comparables à des névromes, sont de temps en temps le siège d'un mouvement fluxionnaire ; elles rougissent, gonflent, deviennent plus douloureuses et, chaque fois que ce travail congestif s'opère, il est comme le prélude certain d'une attaque très prochaine d'angine de poitrine. Au milieu de tous ces accidents surviennent parfois des attaques d'épilepsie bien caractérisées.

Après la lecture de cette observation on peut dire dire que si cette femme portait des névromes en grand nombre sur le trajet des nerfs superficiels, il y en avait très probablement aussi sur les nerfs profonds, sur une ou plusieurs branches du plexus cardiaque par exemple, et on peut ajouter que ce sont ces né-

(1) Capelle. De l'angine de poitrine. Thèse Paris, 1861, obs. résumée.

vromes des nerfs du cœur dont le gonflement congestif et périodique détermine périodiquement le retour de ces accès que l'observateur qualifie d'angine de poitrine. Cette interprétation est en effet possible. Quant à nous, l'autopsie n'ayant pas été faite, nous croyons avoir le droit de supposer que la congestion des névromes du bras gauche était la cause spéciale et directe des accès cardiopathiques ; tandis que les attaques d'épilepsie avaient pour origine la congestion d'un ou de plusieurs névromes de n'importe quelle partie du corps, comme cela a lieu souvent dans ces sortes d'épilepsies secondaires (1). Tandis que des faits nombreux prouvent que l'aura épileptique peut partir, chez des individus différents, des points les plus divers et des lésions périphériques les plus variées; nous voyons et nous verrons plus loin, au chapitre des cardiopathies d'origine traumatique, que les seules névralgies qui puissent produire des trou-cardiaques sont celles du membre supérieur gauche.

Quelquefois, comme l'a montré M. Potain, dans les cas de lésion traumatique des nerfs du bras, la cardiopathie consécutive n'est pas douloureuse, et les troubles du côté du cœur sont minimes. L'observation suivante est une des preuves que ce minimum de retentissement peut se voir aussi dans le cas de névralgie idiopathique du bras :

(1) Voy. Velpeau. Leçons orales de clinique chirurgicale faites à l'hôpital de la Charité. Paris, 1841, Germer-Baillère, t. III, p. 141 ; cas de Short.

Obs. VI (1). — Mme W... avait une douleur dans le bras gauche qui s'étendait le long du trajet du nerf cubital, depuis le coude jusqu'au petit doigt et à l'annulaire qui tous les deux étaient affaiblis et douloureux au toucher ; la douleur n'était pas constante, mais se produisait par accès ; il y avait alors trouble évident des organes digestifs et des *palpitations de cœur*.

Elle usa d'une embrocation spiritueuse au niveau du bras et prit six grains de pilules mercurielles au moment du coucher, de plus elle prit d'une préparation avec camphre et teinture de valériane, moyennant quoi la douleur fut diminuée. Elle fut alors attaquée d'une grave affection de l'utérus, et après quelque temps, pendant qu'elle était en convalescence de cette maladie, la douleur dans le nerf cessa entièrement et ne revint plus.

Mais qui nous dit que, sans cette guérison inattendue, la névralgie du cubital n'aurait pas à la longue amené de véritables accès douloureux au lieu de simples palpitations. Nous verrons des névralgies brachiales traumatiques abandonnées à elles-mêmes produire bien souvent ce résultat fâcheux.

## § 4. — *Symptomatologie.*

Des faits et des considérations précédents nous pouvons tirer les conclusions suivantes au point de vue étiologique et symptomatologique :

*a.* Les névralgies du bras gauche de cause non traumatique, qu'elles soient idiopathiques, vaso-motrices, professionnelles ou autres, peuvent donner lieu à un genre de cardiopathie particulier caractérisé par des

(1) Swan. A treatise on diseases and injuries of the Nerves. London, 1834, Longman et Rees, p. 49.

douleurs précordiales et par l'hypertrophie simultanée du ventricule gauche.

*b*. Lorsque une névralgie du bras gauche doit donner naissance à cette cardiopathie, elle suit en général une marche ascendante dans le bras et dès sa première apparition, le retentissement sur le cœur a lieu. Ces névralgies ne sont pas permanentes, elles procèdent par accès et chaque accès de névralgie brachiale est accompagné immédiatement d'un accès cardiopathique.

*c*. Ces accès se caractérisent par leur bénignité et leur peu d'intensité. Il en est cependant qui peuvent être extrêmement douloureux (obs. III) sans cependant atteindre jamais la violence des attaques d'angine de poitrine d'origine artérielle.

*d*. L'hypertrophie du ventricule gauche semble être la conséquence constante de ces accès. Lorsqu'on ne trouve rien de semblable, c'est que la cardiopathie est encore de date trop récente pour avoir pu laisser dans l'appareil cardiaque une trace permanente.

Pour ce qui est de l'anatomie pathologique, du diagnostic, du pronostic, de la marche et du traitement de cette affection, nous renvoyons aux chapitres suivants où ces points seront traités simultanément pour les faits médicaux que nous venons d'exposer et pour les faits chirurgicaux qui vont suivre.

# CHAPITRE III

## CARDIOPATHIES CONSÉCUTIVES AUX NÉVRALGIES DU BRAS GAUCHE D'ORIGINE TRAUMATIQUE.

Les troubles généraux ou cérébraux, les névroses ou les spasmes produits par les traumatismes ou les lésions des nerfs périphériques sont connus depuis longtemps.

Près d'un siècle avant que M. Brown-Séquard n'écrivit son important mémoire sur l'épilepsie traumatique (1). Paul d'Avignon en publiait un cas (2) et depuis, ces cas ont été nombreux.

On peut dire que la lésion d'un nerf quelconque peut amener plus ou moins rapidement l'explosion d'attaques d'épilepsie, mais le plus souvent ce sont les nerfs des membres qui sont en cause.

Après Paul (d'Avignon), le barron Larrey (3), Swan (4), M. Letiévant (5), le Dr Pineau (6) nous citent chacun un cas d'épilepsie consécutive à des lé-

(1) Bulletin de l'Acad. de méd., 1869.

(2) Paul (d'Avignon), Institutions chirurgicales de Heister, vol. supplém. (V[e]), p. 142, art. XXX : Précis d'un Mémoire de M. Andouillé sur une épilepsie sympathique survenue après la réunion d'une plaie d'arme à feu du poignet.

(3) Larrey. Clin. chirurg., 1829, t. I, p. 490.

(4) Op. cit., p. 117 (ex Boneti Sepul., t. III).

(5) Létiévant. Traité des sections nerveuses. Paris, 1873, J.-B. Baillère, p. 376.

(6) Pineau. De quelques accidents névropathiques à distance observés tardivement à la suite de lésion des nerfs, Th. Paris, 1877.

sions traumatiques diverses d'un ou de plusieurs nerfs du bras droit,

Dans Delpech (1) et dans la thèse du Dr Pineau (2) nous trouvons deux cas d'épilepsie où l'*aura* part de blessures du bras gauche.

Azam (3) et Pineau, donnent chacun un fait où l'épilepsie est consécutive à une névralgie d'un moignon de cuisse et à une blessure au talon.

D. Laing un fait d'épilepsie consécutive à un traumatisme du cordon (4).

Il y a donc, on le voit, indifférence de point de départ pour l'épilepsie traumatique. Elle peut partir d'un quelconque des quatres membres, et d'ailleurs encore. On peut rapprocher de ces faits ceux observés par Thurn (5) sur les jeunes soldats, chez lesquels, sous l'influence de la marche et de la chaleur, se produisent des attaques d'épilepsie provenant soit d'efforts musculaires exagérés, soit de l'irritation des nerfs périphériques (coliques intestinales, varices douloureuses, pertes de substance considérables de la plante des pieds). Il a remarqué l'influence particulière de la fatigue de certains groupes de muscles peu ou point exercés avant l'entrée au service; « quand on constate, dit-il, une douleur localisée dans

(1) Delpech, cité, in Hamilton, Mémoire sur quelques effets qui résultent de la blessure des nerfs. Londres, 1838.

(2) Op. cit.

(3) Bull. Soc. chir., 8 juin 1864.

(4) D. Laing. Aberdeen infirmary Reports, in London med. Gazette, 25 déc. 1840.

(5) Thurn. Syncopa, epilepsia acuta vaso-motoria, and Angina pectoris vaso-motoria. Deutsche militairœrtz Zeitschr., n° VI, 1875.

ces groupes musculaires, on peut, presque à coup sûr, prédire l'apparition subite d'une syncope ou d'une crise épileptique transitoire ».

Cette indifférence du point de départ pour l'épilepsie traumatique nous la retrouvons pour l'hystérie de même nature. L'hystérie a été provoquée ou rappelée par une blessure de la main droite (1), une coupure entre le pouce et l'index gauche (2), une piqûre au pouce gauche (3).

La chorée par des lésions diverses des membres inférieurs, une fois par une blessure au bras (4).

La paralysie agitante par une piqûre de l'annulaire droit (5).

La folie même (6) par une blessure au bras.

Quant aux spasmes généralisés ou localisés, troubles de nutrition, dyspepsies, ils sont causés par n'importe quelle blessure, les exemples en fourmillent.

Des troubles de la vue, de l'ouïe, des céphalalgies violentes ont été produits exclusivement par des blessures de l'un ou de l'autre bras.

Ainsi donc, pour l'épilepsie, l'hystérie et la chorée traumatique, pour les troubles digestifs, cérébraux et sensoriels, nous nous trouvons en présence d'une polygénésie absolue.

Pour les cardiopathies traumatiques, rien de sem-

(1) et (2) J. Hamilton. Loc. cit., obs. II et III.

(3) Parsons. American Journal of med. science. 1851.

(4) Weir-Mitchell. Loc. cit.; et Labanowsky, De quelques cas de névroses consécutives à une lésion périphérique. Th. Paris, 1879.

(5) Labanowsky. Loc. cit.

(6) Gherini. Soc. de chir. de Paris, 24 juin 1864.

bable; les recherches minutieuses que nous avons faites dans tous les recueils et ouvrages que nous avons pu avoir entre les mains, nous ont conduits à cette conclusion qui semble au premier abord paradoxale, que si les blessures de tous les membres peuvent retentir sur le cerveau, les blessures du membre supérieur gauche seules peuvent retentir sur le cœur et y provoquer soit des troubles, soit des lésions permanentes.

Une première observation nous montrera qu'une blessure du bras gauche peut amener un trouble fonctionnel immédiat et passager du cœur.

Obs. VII (1). — B. A... a été atteint d'un coup de feu qui a blessé le cubital du côté gauche. Le tronc du nerf a été complétement détruit ainsi que l'artère cubitale. Quelques années plus tard cet homme vint me consulter pour savoir s'il ne peut pas espérer le rétablissement de la sensibilité et de la motilité dans son membre. Au moment du coup, il a ressenti une douleur très vive dans la main *et une très grande précipitation des mouvements du cœur* : ce fut là pendant quelques jours le symptôme prédominant.

L'amélioration s'est produite graduellement ; au moment où je vis le malade, ces accidents du côté du cœur avaient cessé depuis longtemps.

Ceci est une forme bénigne et fugace de la cardiopathie. Le plus souvent, — chez les amputés, on peut dire toujours, — elle se déclare plus tard, devient douloureuse et donne lieu à des symptômes locaux beaucoup plus graves. Les observations suivantes en sont la preuve :

(1) Weir-Mitchell. Traité des lésions nerveuses, trad. Dastre. Paris, 1874, p. 159, obs. XXII.

## § 1. *Observations.*

Obs. VIII (1). (Résumée.) — Amputation du bras gauche; cinq ans après, gastralgie, pseudo-angine de poitrine, arthralgies multiples, névralgie du moignon, névralgie iléo-scrotale, cervico-faciale, intercostale, etc.

Jeune homme 29 ans, amputé à Saint-Privat le 18 août 1870 à la suite d'une blessure par éclat d'obus. Rétablissement rapide et complet. Mais un des fils à ligature demeura 3 mois dans le moignon, y déterminant une suppuration continue. Aucune maladie antérieure. Mère sujette à des névralgies fréquentes.

Cinq ans après, en 1875, crampes d'estomac, sensation de torsion au creux épigastrique, perte d'appétit. Au bout de deux mois douleurs précordiales particulières.

En juillet 1876, douleurs vives du moignon, puis névralgie au côté gauche du cou, sensation dans la main absente (1), affaiblissement intermittent de la vue pour les objets lointains, sans douleur ou rougeur à l'œil, grande impressionabilité depuis un an, fatigue facile. Depuis un an aussi douleurs articulaires plus marquées à gauche, erratiques, fixes ou fugaces, sans rougeur ni gonflement. Névralgie iléo-scrotale double, moins forte à gauche. Douleurs constantes dans la main absente.

Le 30 mai. M. Verneuil pratique sur la partie interne du moignon une incision profonde, longue de 7 à 8 mill., lie l'humérale et enlève deux névromes gros comme des fèves et adhérents à la cicatrice et à la peau. Ils siégeaient sur le médian et le brachial cutané interne.

Après l'opération les douleurs locales diminuent, les douleurs arthralgiques diminuent continuellement, surtout à droite ; le trouble de la vue réapparait plus fréquemment, il y a des mouches volantes.

De temps à autre, il se plaint d'angoisse à la région précordiale ; la douleur n'est ni transfixante, ni constrictive, mais angoissante, poignante, siégeant au niveau du cœur. Dans ces moments le malade dit que la paroi thoracique au niveau de la pointe du cœur se sou-

(1) Pineau. Loc. cit.

(2) Weir-Mitchell a constaté que les excitations douloureuses ou autres du moignon ramenaient *constamment* ces sensations de membre absent ou les rendaient plus nettes au cas où elles existaient déjà. Il en donne dans son livre des exemples très curieux.

lève violemment; celle-ci bat à 4 cent. au-dessous du mamelon et un peu en dedans; les bruits sont bien frappés, l'impulsion un peu forte, vibrante; le tracé sphygmographique n'a fourni aucune indication. Le malade a remarqué que le tabac influait sur le retour de ces accès, le café au contraire ne l'a jamais excité.

Le 3 juin. Un point de névralgie intercostale gauche, dyspnée; disparition rapide.

A partir du 5 juin, il prend par jour 2 gr. de bromure de potassium et 2 gr. d'extrait mou de quinquina.

Amélioration rapide de tous les symptômes, sortie le 22 juin.

Le 14 juillet, il peut reprendre ses occupations.

Chez ce malade, les névromes, tant qu'ils ont existé, n'ont amené que peu de symptômes du côté du cœur. Nous pensons qu'il faut l'attribuer au fait d'une bourse séreuse accidentelle qui les séparait de la peau et rendait ainsi les chocs moins sensibles. Au contraire, après l'opération, les fibres nerveuses ont été comprimées par la névrite exsudative dont est le siège toute extrémité centrale d'un nerf réséqué et cette excitation a suffi sur un terrain déjà préparé pour amener la cardiopathie.

Obs. IX (1). Résumée. — M. X..., 31 ans. blessé à Gravelotte, le 16 août 1870 par un éclat d'obus au poignet gauche. Amputation du bras à la partie moyenne; guérison rapide et cicatrisation complète un mois après. Le moignon reste sensible au toucher, il y a hyperesthésie du côté gauche du tronc avec ralentissement douloureux dans le moignon.

En 1873, le malade constate une petite tumeur douloureuse à la partie interne du moignon.

En 1875, il y a des irradiations douloureuses dans le cou et dans

(1) Cette observation a été publiée pour la première fois dans la thèse de Pineau, d'où nous la résumons. M. Potain en a parlé dans une de ses cliniques inédites de 1881 dont M. Cuffer, alors son chef de clinique, a bien voulu nous communiquer le manuscrit; enfin M. Potain l'a donnée dans son Mémoire, publié dans les Comptes rendus.

la tête du côté gauche, un point douloureux intermittent au milieu de la colonne dorsale, des bâillements, des éructations.

En 1876, il ressent de l'étouffement en parlant, des pincements au niveau de la région précordiale; son pouls est très rapide surtout après les repas. Il y a de plus endolorissement des vaisseaux du cou à gauche et des troubles de la vue, surtout le matin en se mettant au travail.

En juillet 1876, il consulte le professeur Potain, il se plaint d'essoufflement, de constrictions dans le haut de la poitrine, de points douloureux à la région précordiale.

« De temps en temps, dit M. Potain dans sa clinique, le malade se plaignait de douleurs au niveau du moignon, avec douleurs au niveau du cœur et palpitations. A ce moment, il y avait *dilatation cardiaque* Aucun signe d'aortite, du reste. »

Il y a en outre un besoin de sommeil invincible après le repas du soir, des troubles de la vue, une sensation de compression du ventre, une grande impressionnabilité, des cauchemars fréquents.

M. Potain constate encore un souffle extra-cardiaque, le cœur est un peu volumineux.

Il prescrit au malade 2 gr. de bromure de potassium par jour et les bains de Bigorre (bains de Foulon et douches tempérées terminées à la fin en douches froides).

En juin 1877, le malade accuse une grande amélioration, il n'a plus de points douloureux dorsaux ou précordiaux ; il reste encore seulement quelques irradiations.

En juillet, M. Potain ordonne 2 gr. de bromure d'ammonium par jour et les eaux de Néris.

Remarquons ici que malgré l'existence bien démontrée d'un névrome, cause permanente d'irritation, la maladie est attaquée avec succès par des moyens purement médicaux.

Obs. X (Inédite) (1). — V... Alexandre, né à Rouen, mouleur, âgé de 60 ans, entré le 24 mars 1881, à l'hôpital Necker, salle Saint-Luc, lit n° 6.

(1) Recueillie dans le service de M. Potain, en 1881, par un élève du service.

Malade pour la première fois il y a quatre ans. A eu à cette époque, une première attaque de rhumatisme articulaire aigu ayant duré huit jours; revenu parfaitement à la santé ensuite. Il y a deux ans, nouvelle attaque, les douleurs sont généralisées ; il est soigné à la Charité. Le réveil de la diathèse rhumatismale semble s'être produit à cette époque sous l'influence de la réouverture d'une plaie sous l'aisselle gauche. Cette plaie provient d'une ancienne blessure par coup de feu datant de 1870. Ce rhumatisme est d'origine traumatique ; il n'y a aucun signe d'affection cardiaque consécutive. L'attaque de rhumatisme s'est déclarée à la suite de tiraillemants du bras qui ont fait se rouvrir la blessure.

Il y a six semaines, il est repris de nouveau de douleurs rhumatismales à la suite d'un refroidissement, cette fois. Les douleurs intéressent le cou-de-pied et le genou du côté gauche.

De plus, le malade se plaint de ressentir de temps en temps en marchant, depuis deux ans, époque à laquelle sa blessure s'est rouverte, une vive douleur au niveau de la région précordiale, avec sensation d'étourdissement : le malade est obligé de s'arrêter sous peine de tomber.

Rien d'appréciable à l'auscultation du cœur, rien à la poitrine qu'un peu d'emphysème pulmonaire, pas d'atrophie musculaire bien appréciable à la suite de la plaie produite par le traumatisme.

Depuis quelques jours, à la suite d'une légère cystite, il y a un peu d'incontinence d'urine, pas de fièvre.

Le 25 mars. Matité du cœur, horizontalement 12 centimètres, verticalement, le long du bord gauche du sternum, 11 centimètres. Pouls 64.

Le 28. Léger souffle systolique à la pointe.

Le 29. Le souffle n'a pas augmenté; il paraît être plutôt un léger prolongement du premier bruit et ne se propage pas vers l'aisselle, en outre ce souffle n'est pas exactement systolique.

Le 4 avril. Pas de douleurs articulaires, rien au cœur. Pouls 56.

Le 28 avril. A la suite d'excès de boisson, le malade en entrant à l'hôpital trébuche et tombe. Il a immédiatement un accès d'angine de poitrine. Il presse de ses deux mains la région précordiale et regarde avec anxiété l'interne de service. A ce moment, le pouls est insensible. Cet état dure une minute et le malade se sent renaître, d'autant mieux que la douleur l'a complètement dégrisé.

Le 10 mai. Plus de nouvel accès. Se porte très bien.

Le 12. Exeat.

Ce fait est un cas bien net de cardiopathie réflexe, car on ne peut pas invoquer ici, pour expliquer la production d'une angine de poitrine, les lésions valvulaires ou péricardiques du rhumatisme. Il n'y en a absolument aucune. C'est la blessure du bras qui a réveillé la diathèse rhumatismale, et c'est cette même blessure, rendue douloureuse par des tiraillements, qui produit la cardiopathie.

M. Potain parle des deux malades précédents dans sa 33e Clinique, professée à l'hôpital Necker, en 1881.

Il parle encore, mais malheureusement sans donner de détails :

Obs XI. — D'un jeune homme qui présentait les mêmes phénomènes cardiaques à la suite d'un écrasement de l'avant-bras gauche.

Et enfin :

Obs. XII. — D'un quatrième malade couché à ce moment dans une de ses salles, toujours avec des phénomènes analogues.

Voici maintenant une observation où les caractères de la cardiopathie s'accusent nettement et prennent une intensité considérable.

Obs. XIII (1). — M..., de la Grand'Combe, âgé de 45 ans, se présente à l'hôpital Saint-Éloi dans les premiers jours d'avril 1864.

Il avait eu, quelque temps auparavant, le bras gauche saisi dans l'engrenage d'une puissante machine et broyé jusqu'au coude, ce qui avait nécessité l'amputation de ce bras à l'union du tiers supérieur au tiers moyen. L'opération et la cicatrisation du moignon n'avaient pas présenté d'accidents. Quelque temps après, celui-ci devint le siège de douleurs assez vives qui, partant de ce moignon comme d'un

(1) Caizergues. Du névrome, th Montpellier, 1867.

centre, s'irradiaient dans l'épaule, gagnaient le côté gauche de la poitrine, atteignaient enfin toutes les parois de la cage thoracique et produisaient là un sentiment d'oppression et d'angoisse extrême accompagné de palpitations, de dyspnée, en un mot de tous les symptômes d'une angine de poitrine.

Ces accidents se présentaient depuis quelque temps avec un tel caractère d'intensité qu'ils apparaissaient sous la forme de véritables accès; le malade se roulait par terre, perdait connaissance, et les souffrances s'épuisaient ainsi d'elles-mêmes. Les accès, depuis quelques semaines, étaient beaucoup plus fréquents et rendaient la vie intolérable au malade.

Il faut ajouter que, depuis leur apparition, le moignon avait considérablement augmenté de volume.

A l'examen du malade, on ne trouva rien dans la poitrine qui pût expliquer la présence de ces accès, on examina alors le moignon et l'on constata l'existence de deux petites tumeurs très circonscrites, mobiles sous la peau, que l'on pouvait atteindre très facilement, très douloureuses, surtout à la pression qui était intolérable et qui déterminait quelques-uns des symptômes précédemment indiqués. Ces tumeurs examinées de près paraissaient siéger sur les extrémités terminales du nerf médian et du nerf radial; quand on pressait sur celle qui était le plus avant, le malade rapportait la douleur aux points où se termine le nerf médian, c'est-à-dire au niveau de la paume de la main et de la pulpe des doigts; de même pour la tumeur située un peu plus en arrière, la pression occasionnait des douleurs que le sujet croyait éprouver aux points où se termine le nerf radial, c'est-à-dire à la partie postérieure de l'avant-bras et dorsale de la main.

Cet examen conduisit à penser à l'existence de deux névromes des extrémités terminales des nerfs médian et radial. On proposa l'ablation au malade qui, épuisé par des douleurs intolérables, était prêt à toute opération et même la demandait avec instances.

On procéda à l'opération, mais on ne put anesthésier le malade, à cause de l'angine de poitrine existante et d'un léger bruit de souffle du cœur dénotant un commencement d'hypertrophie de cet organe, déterminé probablement par la reproduction fréquente des symptômes mentionnés. On eut soin seulement de faire la section du nerf au-dessus de la tumeur afin d'épargner autant que possible au malade les souffranees qu'on ne pourrait pallier autrement. On fit ensuite l'ablation des tumeurs ; seulement on se trouva en présence d'une ossification de l'artère humérale, qui occasionna une hémorrhagie assez forte au moment de l'opération pour produire la syncope. Cette hémorrhagie, malgré les précautions d'usage, se reproduisit à deux reprises différentes, à trois jours d'intervalle, sans toutefois avoir de suites fâcheuses.

Le malade put sortir de l'hôpital un mois après. La cicatrisation était complète et les accès d'angine n'avaient plus reparu. Nous en avons eu des nouvelles quinze mois après ; le moignon n'était plus douloureux, le malade n'avait plus eu d'accès, ne se plaignait plus de sa poitrine.

Dans l'observation suivante, empruntée à Riberi, professeur à l'Université de Bologne, on trouvera tous les symptômes de nos cardiopathies par lésion du bras gauche. Le bras blessé n'est malheureusement pas indiqué, mais après les observations précédentes, qui toutes se rapportent au bras gauche, nous pensons que pour que la malade ait présenté les troubles cardiaques constatés par Riberi, il faut que de toute nécessité ce soit le bras gauche et non le droit qui ait été lésé.

Obs. XIV (1). — Une jeune personne de 20 ans, sujette à différentes affections nerveuses, ayant été saignée au bras, éprouva au moment de la piqûre une sorte de tremblement violent et involontaire avec douleur intense au pli du bras et contraction forcée de l'avant-bras. Cette contraction a persisté avec une telle violence que des attelles n'ont pu la surmonter, ni d'autres moyens. Alors la malade s'est fait recevoir à la clinique ; elle a offert l'état suivant : douleurs violentes, insomnie, dérangement des voies digestives par l'effet des souffrances. L'endroit de la cicatrice présente un petit nœud presque imperceptible, qui n'est certainement pas la cause unique ou principale de la douleur. Celle-ci est continue, tantôt plus, tantôt moins violente, selon l'état de l'atmosphère. Le siége princi-

(1) Riberi. Gazette des hôpitaux, 1840

pal de la douleur la moins violente était évidemment le nerf médian et s'étendait depuis le pli du coude jusqu'aux doigts. Le caractère de cette douleur était celui de la crampe, de l'engourdissement profond. La douleur violente était au contraire lancinante ou comme celle d'une brûlure, et n'était pas accompagnée de tremblement; elle s'étendait à la fois à tous les nerfs du bras sans en excepter ceux du derme, et passait quelquefois au tronc où elle portait atteinte au cœur et aux poumons: de là des symptômes de suffocation, de resserrement de la poitrine et la syncope.

Pour produire ces effets, il suffisait d'étendre et fléchir promptement l'avant-bras ou tous les doigts à la fois, ou de pincer avec quelque force le doigt médius, ou de comprimer la cicatrice de la saignée, ou de frictionner légèrement la peau du bras avec la main ou celle de la partie interne de l'avant-bras; ou qu'on chatouillât la peau de ces parties avec un corps lanugineux ou affilé; ou que la malade s'appuyât sur le membre affecté; ou que la manche de sa robe pesât dessus.

Dans une circonstance et dans une foule d'autres, la douleur développée dans la cicatrice ou dans les doigts se répandait avec la célérité de l'éclair sur tout le membre, puis à l'épaule, à la poitrine, au cœur, et jetait la malade dans un état affreux.

Pour prévenir toute espèce de frottement, de pression, d'extension dans le membre, la malade ne marchait qu'avec l'épaule déprimée et le tronc incliné, comme si la colonne vertébrale fût atteinte de déviation latérale.

Après avoir essayé divers remèdes sans pouvoir obtenir la guérison, j'ai eu recours à l'acupuncture à l'aide d'aiguilles très fines que j'ai implantées dans le bras précisément dans le trajet du nerf médian.

Cette opération a été pratiquée douze fois dans l'espace de 2 mois. Les aiguilles employées chaque fois ont été de 12 à vingt pendant deux à quatre heures. A chaque acupuncture la malade éprouvait une amélioration très marquée. La guérison a été radicale au bout de ce temps, seulement la malade est restée un peu faible.

Les personnes qui n'ont pas assisté à cette cure ne peuvent se faire une idée de l'efficacité remarquable de l'acupuncture. Qu'il me suffise de dire : 1° que le jour même de la première opération la malade a commencé à mouvoir le bras sans beaucoup souffrir; que la douleur, de fixe qu'elle était, est devenue mobile et ne s'est plus montrée sur les endroits acupuncturés ; de sorte qu'en multipliant les points d'aiguille la douleur s'est de plus en plus éloignée et enfin elle a complètement disparu ; 2° qu'après la sixième opération la malade n'accusait plus de douleurs que lorsqu'on comprimait avec force le nerf médian ou ses branches principales ; 3° qu'enfin après la dixième opération la malade a été en état de se servir du bras dans ses différentes occupations domestiques.

Nous terminons ce long expesé par deux observations moins concluantes, à cause de leur brièveté, mais qui nous semblent se rapporter à notre sujet.

Obs. XV (1). — Miss Wilson, 23 ans ; coupure au côté cubital du 2e doigt de la main gauche, au milieu de la 2e phalange. Douleur vive remontant le long de la main et du bras jusqu'au milieu de la poitrine, au côté gauche du cou et de la face ; impossibilité de mouvoir le bras. Vingt-cinq jours après la blessure, on fait une incision jusqu'à l'os au dessus de la cicatrice ; peu de soulagement. Plus tard surviennent des douleurs dans le côté gauche de la face, un tic douloureux, des saignements de nez par la narine gauche. La malade ne peut pas lire à cause d'un spasme douloureux au sourcil.

En 1824 apparaissent des douleurs spéciales au côté gauche de la poitrine ; au mois d'avril principalement elle a beaucoup souffert de *spasmes* dans la poitrine.

En 1833, au moment où Swan écrit son livre, elle est dans le même état.

Pour nous, ces spasmes dans la poitrine sont des manifestations cardiopathiques.

Obs. XVI (1). —Malade amputée du bras ; moignon douloureux, désarticulation de l'épaule, guérison de la névralgie. « Peu après, dit l'auteur, la malade fut admise comme pensionnaire à l'hôpital de Middlesex pour une maladie du thorax *assez singulière* ; elle y a été vue par les élèves de l'hôpital. »

Pas d'autres détails.

(1) Swan. Op. cit., p. 129.

(2) Bramby-Cooper. The Lancet, 1837, p. 112.

De tous les faits précédents résultent les considérations générales suivantes :

§ 2. *Etiologie et symptomatologie.*

*Etiologie.* — 1° L'âge et le sexe ne semblent pas avoir d'influence sur le développement des cardiopathies par lésion traumatique du bras gauche.

Si dans nos observations on trouve une majorité d'hommes adultes, on doit attribuer ce fait à la plus grande fréquence des traumatismes à cet âge et dans ces conditions.

2° Les blessures du bras gauche seules produisent des cardiopathies secondaires. — Dans tous les ouvrages que nous avons parcourus nous n'avons trouvé qu'un seul cas de cardiopathie traumatique ayant une autre origine ; le voici :

Obs. XVII (1). — Un cocher reçut un coup de timon à la partie externe de la poitrine. Deux mois après, angine de poitrine bien caractérisée avec douleur du bras gauche. Guérison obtenue, mais au bout de fort longtemps.

Mais nous ferons remarquer que le point contus, étant en rapport immédiat avec le cœur, c'est cet organe lui-même ou le péricarde qui a été blessé ; ou bien le plexus cardiaque qui a été comprimé, qui a subi une inflammation de voisinage, etc. Ce qui le prouve bien, c'est qu'il y a eu angine de poitrine vraie

(1) J. Blackall. Op. cit., obs. V

avec irradiation au bras gauche, ce qui ne se présente jamais dans les cas que nous étudions (voir *Diagnostic*). — De plus, les accidents cardiaques ont suivi d'assez près le traumatisme pour permettre d'invoquer comme nous le faisons une action mécanique ou inflammatoire dans leur production, et nullement une action nerveuse, comme dans les cas qui nous occupent.

Au contraire de ces cardiopathies, les retentissements sur les centres nerveux, cerveau et moelle, peuvent naître de n'importe quel traumatisme. L'épilepsie traumatique, l'hystérie, la chorée naissent de partout. Un blessé quelconque peut avoir plus ou moins rapidement du fait de sa blessures des attaques épileptiques, de la chorée, de l'hystérie, si c'est une femme, des spasmes généralisés, des troubles sensoriels et intellectuels multiples, ceux-ci pouvant aller jusqu'à la folie. Un blessé du bras gauche peut avoir tout cela, et de plus une cardiopathie plus ou moins violente.

Remarquons encore qu'un blessé, un amputé du bras gauche qui aura eu à la suite de sa blessure des attaques d'épilepsie, n'aura pas de troubles cardiopathiques, et réciproquement. Nous constatons cet antagonisme inattendu sans pouvoir l'expliquer.

2° *Symptomatologie*. — Les cardiopathies traumatiques n'apparaissent pas rapidement en général. Pour les amputés à moignon douloureux, il faut quatre ou cinq ans pour que les symptômes cardiaques s'accusent ; pour les blessés ordinaires, piqûres des nerfs, etc., blessures de la main, surtout, il faut moins longtemps. On peut presque dire : « Plus un nerf du bras gauche est touché isolément, et plus il est touché près de l'extrémité libre du membre, plus il y a des chances, si la blessure devient le siège d'accidents nerveux, de voir apparaître des troubles du côté du cœur. »

3° Avant un laps de temps qui n'est pas moindre d'une année, on peut voir apparaître, il est vrai, des troubles fonctionnels du cœur, accélération et renforcement des battements, palpitations même, mais rien de plus, aucune lésion cardiaque permanente. Ces troubles précoces cessent bientôt pour ne plus revenir : le fait de Weir Mitchell en est une preuve.

Au contraire, lorsque ces troubles doivent durer, ils sont plus tardifs et consécutifs alors à des phénomènes douloureux du côté de la blessure ou du moignon.

4° Quant aux troubles qui constituent ces cardiopathies traumatiques, ils peuvent varier considérablement d'intensité. Il peut y avoir des palpitations, des accès d'étouffement, des sensations de poids, de pincement, des points douloureux à la région précordiale, il y a même, comme dans l'angine de poitrine, un sentiment d'angoisse véritable, comme chez le malade de l'obs. X. — Le malade porte les mains à la région précordiale et la comprime fortement. Quelquefois la douleur est tellement forte que le malade perd connaissance; cela ressemble fort à la *syncope angnosa* de Parry (1)

(1) Op. cit.

Pendant l'accès, le cœur bat en général plus ou moins rapidement, mais avec une grande force dont l'observateur peut parfaitement se rendre compte et d nt le malade a conscience.

5° A l'examen de la région précordiale, chez des malades déjà atteints depuis quelque temps de ces accidents, on constate que la matité cardiaque a augmenté notablement d'étendue, que la pointe du cœur s'est abaissée et s'est portée à gauche, signes d'hypertrophie du ventricule gauche. A l'auscultation enfin, on constate alors les signes de cette hypertro-

## CHAPITRE IV.

### ANATOMIE PATHOLOGIQUE.

*Bras.* — Sauf dans le cas où Cahen (d'Anvers) a pu constater une névralgie vaso-motrice du bras gauche, nous ne pouvons rien dire sur la nature intime des névralgies non traumatiques qui produisent des cardiopathies.

Quant aux névralgies traumatiques nous les voyons se produire à la suite de la piqûre d'un nerf, de la section d'un rameau nerveux terminal à la main ou au doigt, de l'écrasement de l'avant-bras et surtout dans les moignons d'amputation. — Dans les moignons, ce sont les névromes terminaux qui semblent la cause constante des névralgies. Ces névromes sont en général adhérents à la cicatrice, à la peau, à l'os et ce sont les tiraillements exercés sur ces brides de nouvelle formation, qui produisent les accès névralgiques et leurs conséquences du côté du cœur ou des centres nerveux.

Quelques auteurs, M. Cartaz entre autres, ont parlé d'un réseau nerveux anastomotique dans les moignons, source des irradiations bizarres de leurs névralgies, mais les observations cliniques ne semblent pas confirmer cette hypothèse ; elles attribuent toujours aux névromes un rôle prépondérant dans la pathogénie des névralgies des moignons.

*Cœur.* — La seule autopsie qui ait été faite (obs I) n'a montré comme lésion que l'hypertrophie du ventricule gauche.

Les plaques d'athérome aortique n'avaient évidemment rien à voir avec les premières attaques de cardiopathie réflexe qu'avait présentées le malade. Elles ont provoqué au contraire l'angine de poitrine dont il est mort.

## CHAPITRE V.

### DIAGNOSTIC.

La question du diagnostic de ces cardiopthies ne soulève en elle-même aucune difficulté. Le malade sera le premier à appeler l'attention du médecin sur ces douleurs insolites qu'il ressentira par moments à la région précordiale, douleurs par accès, fugaces, ne gênant jamais les mouvements respiratoires comme le point de côté. Ces douleurs seront plus ou moins vives, mais jamais il ne sera permis de faire à leur sujet une confusion quelconque. L'auscultation du cœur et l'examen de la poitrine lèveront tous les doutes s'il en reste, en dévoilant les signes d'une hypertrophie du ventricule gauche.

Il importera aussi que le médecin ayant à soigner un amputé du bras gauche dont le moignon sera douloureux, ou une personne affectée d'une névralgie quelconque du bras gauche d'origine traumatique ou autre, surveille avec attention le cœur de ce malade, pour suspendre les premiers symptômes fonctionnels d'une cardiopathie posssible.

Mais dans ce chapitre du diagnostic nous avons à résoudre, à étudier tout au moins une question d'une importance théorique capitale : les cardiopathies réflexes d'origine brachiale sont-elles des angines de poitrine?

La question est double. — Trop longtemps en effet, jusqu'aux travaux de M. Potain et de M. Huchard on a admis indistinctement sous le nom d'angine de poitrine toutes les douleurs par accès siégeant au niveau de la région précordiale, quelle que fût leur cause organique, quelle que fût la lésion qui les causait.

Si l'on avait entendu par là faire du mot *angine de poitrine* un terme de symptomatologie générale, comparable par exemple comme valeur au *point de côté*; si l'on avait voulu dire par exemple : prétendre qu'il y a angine de poitrine signifie que le cœur est en cause, au même titre que le poumon ou la plèvre sont en cause l'orsqu'il y a point de côté; si l'on avait voulu dire : l'angine de poitrine est la douleur du cœur, comme le point de côté est la douleur de la plèvre ou du poumon et pas autre chose..., oh, alors, rien ne s'opposerait à ce que nous disions en parlant de nos cardiopathies : les névralgies du bras gauche s'accompagnent parfois d'angine de poitrine. Cela reviendrait à dire : dans ces névralgies, le cœur est le siège d'une douleur.

Mais cette interprétation du mot angine de poitrine n'a pas actuellement cours. Aujourd'hui on entend par le mot angine de poitrine trois groupes distincts de maladies et peut être quatre :

1° La myodynie cardiaque par rétrécissement de l'orifice des artères coronaires (maladie de Rougnon-Heberden, angine de poitrine vraie de M. Huchard).

2° La névralgie rhumatismale du plexus cardiaque (angine de poitrine des jeunes femmes, M. Potain).

3° Les troubles fonctionnels douloureux du cœur droit sous l'influence des affections gastro-abdominales (M. Potain).

M. Huchard inclinerait même à admettre sous le même titre les troubles cardiaques des fumeurs (Gélineau, Beau).

Voici donc trois ou quatre classes absolument différentes, on le voit, quant au fond même de la maladie, quant à son substrat organique, différentes par conséquent, comme l'a si bien montré M. Potain, quant à leur pronostic et à leur traitement.

Mais du moins si différentes que soient ces attaques pour l'heure, les circonstances où elles se produisent, la durée qu'elles ont, elles offrent au moins ces deux caractères généraux communs qui permettent de ne les confondre avec rien.

1° La douleur est toujours *angoissante.*

2° Elle a toujours des irradiations du côté de l'épaule et du bras gauche.

Donc, même si nous devançons un avenir pour nous certain, si ne nous donnons au terme angine de poitrine que la valeur d'un fait de pathologie générale comparable au point de côté, aux hématémèses, etc., qu'il ne suffit pas de constater, mais dont il reste à déterminer la signification et la cause dans chaque cas où il se produit, nous voyons néanmoins que les caractères de ce symptôme, que nous venons de mettre en lumière, nous interdisent de lui assimiler les cardiopathies dont nous parlons. Ces cardiopathies en effet ne nous ont jamais montré d'irradiations douloureuses vers le bras gauche d'où elles proviennent, et une fois seulement, nous leur avons trouvé le caractère *angoissant.*

Nous pouvons donc dire en faisant du mot angine de poitrine un terme de pathologie générale :

Dans les cardiopathies réflexes d'origine brachiale il n'y a pas d'angine de poitrine.

En faisant de ce terme le synonyme d'une classe de maladies, comme le fait M. Huchard, nous dirons :

La cardiopathie réflexe d'origine brachiale n'est pas une angine de poitrine.

Du reste un troisième caractère vient encore corroborer cette assertion.

Dans les angines de poitrine vraies qui débutent par le bras gauche, ce début n'est pas constant. La maladie commence tantôt par le cœur, tantôt par le bras, suivant que le bras se fatigue plus que le cœur ou réciproquement. C'est ce que Butter (1) a fort bien vu lorsqu'il écrit : « L'attaque est quelquefois survenue chaque fois que le malade essayait de se mouvoir dans son lit ; alors la douleur commençait par le membre qui exerçait le plus de mouvements, le coude par exemple, d'où elle s'étendait jusqu'à causer l'obstacle ordinaire à la respiration et l'angoisse. »

Mais ces débuts périphériques des angines de poitrine ne sont pas constants, nous le répétons. Dès qu'ils le sont depuis la première attaque et dans toutes les suivantes, on doit penser à une névralgie brachiale dont chaque accès amène un accès de cardiopathie, comme nous en avons donné des exemples.

## CHAPITRE VI.

### PRONOSTIC.

Ces cardiopathies sont toujours bénignes.

Le progrès des troubles généraux, occasionnés par

(1) W. Butter. A treatise on a disease commonly called angina pectoris. London, 1791, p. 20.

une névralgie traumatique intense du bras gauche, peut amener le malade à un tel état de cachexie qu'il finisse par succomber, mais jamais on ne peut imputer cette terminaison fatale au retentissement de la névralgie sur le cœur.

## CHAPITRE VII.

### MARCHE ET TERMINAISON.

Les attaques ne vont pas en croissant d'intensité ; elles restent jusqu'à la fin ce qu'elles étaient au début; quelquefois même elles rétrogradent toutes seules.

Bien entendu une angine de poitrine vraie peut venir attaquer le malade, mais ce n'est là qu'une simple coïncidence, car on ne peut songer à une névralgie brachiale pour expliquer la production de l'athérome des artères coronaires.

Jamais, jusqu'à présent, l'épilepsie secondaire ne s'est déclarée chez un malade porteur d'une cardiopathie réflexe d'origine brachiale. Il n'y a peut-être là qu'une coïncidence.

## CHAPITRE VIII.

### TRAITEMENT.

Il faut diriger simultanément le traitement vers :

1° L'*état névropathique général*. On le combattra par

les moyens ordinaires, bromure de potassium et ses succédanés à la dose de 2 gr. par jour (Potain), et les antispasmodiques ordinaires. En même temps on soutiendra, s'il y a lieu, les forces du malade par des toniques, surtout des préparations de quinquina.

2° *La névralgie brachiale.* « Commencer par des applications froides, des compresses imbibées de chloroforme, des vésicatoires, des injections sous-cutanées, etc. Si ces premiers moyens échouent, avoir recours à la cautérisation actuelle ou potentielle. En cas d'insuccès, faire la section sous-cutanée du nerf, si elle est praticable, en suivant ce précepte formulé par Malgaigne : « Couper au-dessus de l'origine de toutes les branches douloureuses. S'il est indispensable de mettre le nerf à découvert, faire la résection de préférence à l'incision, et enfin, dans certains cas très exceptionnels, pratiquer l'amputation immédiate au-dessus du point primitivement blessé » (1).

Pour les moignons douloureux on peut essayer des eaux minérales de Forges, de Bagnères, de Néris, avec les douches *loco dolenti*. M. Potain en a obtenu un très bon résultat. L'ablation des névromes terminaux du moignon a toujours amené la cessation des douleurs brachiales et cardiaques : elle est donc absolument indiquée.

Quant à l'élongation des nerfs préconisée par plusieurs chirurgiens italiens, anglais et américains

(1) Tillaux. Des affections chirurgicales des nerfs. Thèse d'agrégation, 1866.

pour la guérison des névralgies dans ces dernières années, nous n'en parlerons pas ; elle n'a jamais été expérimentée pour les cas qui nous occupent ; et comme méthode générale elle perd du reste de jour en jour des partisans.

L'électrisation d'un moignon douloureux n'a pas donné de bons résultats à M. Trélat dans un cas de névralgie du moignon ; et nous ne voulons pas assimiler à cette expérience, les essais heureux d'électrisation dans l'angine de poitrine faits par Duchenne, de Boulogne, et d'autres observateurs après lui. Il ne s'agit pas ici, nous le répétons, d'une affection comparable à l'angine de poitrine.

3° L'*accès de cardiopathie* ; nous pensons que l'on pourra faire cesser immédiatement les plus violents accès de cardiopathie par des inhalations de nitrite d'amyle.

Ce médicament est employé journellement avec succès contre l'angine de poitrine en Angleterre. Il a été introduit dans la pratique médicale par Lauder Brunton, préconisé par George Johnson (1) et par G. Balfour (2). Celui-ci a donné les règles d'administration de ce médicament. Il convient d'abord que le nitrite d'amyle soit récemment préparé et ren-

(1) On the relation between angina pectoris and peripheral arterial contractions and on the modus operandi of the nitrite of amyl as a remedy for this disease, by George Johnson. In Brit. med. Journ., 23 juin 1877, p. 770.

(2) G. Balfour. Upon paroxysmal angina pectoris and other forms of cardiac pain, with some remarks on the diagnostic of fatty heart. Edimburgh med. Journal, mars 1881, p. 769.

fermé dans un flacon hermétiquement fermé à l'émeri. Dans ces conditions seulement il a une action rapide et favorable. On en verse quatre à six gouttes sur un mouchoir et on en fait respirer les vapeurs au malade comme pour le chloroforme ; celui-ci peut porter sur lui un petit flaconde nitrite dont il se servira lui-même au moment de l'attaque. Le soulagement est, parait-il, immédiat ; la face du malade se colore et tous les phénomènes angineux cessent comme par enchantement. Dans les attaques d'angine de poitrine d'origine artérielle ce soulagement est constant aussi bien que dans les attaques purement spasmodiques comme celles qui font le sujet de cette thèse. Dans ces cas l'attaque est jugulée d'un seul coup et sans que le malade ait besoin de faire plus d'une ou deux inspirations de vapeurs médicamenteuses. Mais G. Balfour insiste très longuement sur la nécessité d'avoir du nitrite d'amyle *récemment* préparé et conservé dans un flacon *hermétique*. Il n'a obtenu *aucun* résultat avec du nitrite ancien et éventé.

Nous n'insisterons pas sur le mode d'action du nitrite d'amyle ; la question est encore pendante. Il paraît cependant agir en dilatant les capillaires généraux et en abaissant par conséquent la pression sanguine.

# CHAPITRE IX

## MÉCANISME PATHOGÉNIQUE

Les faits dont nous venons d'essayer de créer l'unité pathologique sont ainsi rapprochés et ramenés à un point de vue synthétique pour la première fois. Ils n'ont donc été encore l'objet d'aucune tentative d'interprétation physiologique. Nous allons exposer celle que nous avons faite.

Trois points importent à déterminer :

Par quel mécanisme les névralgies du bras gauche produisent-elles :

1° L'hypertrophie du ventricule gauche ;

2° Les douleurs cardiaques par accès ;

3° Pourquoi les névralgies du bras gauche seul ont-elles le privilège de ces troubles cardiaques ?

Comparant cette hypertrophie du cœur gauche a celle qui se produit dans la néphrite interstitielle, M. Potain pense qu'elle est peut-être le fait de la gêne apportée à une partie de la circulation périphérique, gêne qui nécessite de la part du cœur gauche des contractions plus énergiques pour faire franchir l'obstacle à l'ondée artérielle. Ces contractions exagérées seraient ainsi la cause dynamique de l'hypertrophie du myocarde (1).

(1) C'est l'explication de Traube (Deutsche Klinik, 1859) pour la néphrite interstitielle.

Nous comprenons la valeur de cette explication dans les cas de cardiopathie consécutive à un moignon douloureux; car dans ce moignon, la circulation doit être gênée autant que dans un rein atteint de sclérose. Il est peut-être plus difficile de la comprendre dans les cas de névralgie pure et simple du bras. Cependant la nature intime des névralgies est si peu connue que l'on peut hasarder l'hypothèse suivante : tout nerf sensitif comprenant à la fois des fibres sensitives et des fibres vaso-motrices, il peut se faire que l'excitation du tronc nerveux tout entier qui, par les fibres sensitives, produit la douleur névralgique, amène, par l'intermédiaire des fibres vaso-motrices, un spasme vasculaire assez énergique pour créer d'une façon passagère cet obstacle à la circulation artérielle que nous recherchons.

On peut donc comprendre dans les cas de névralgie idiopathique, aussi bien que dans les cas de névralgie traumatique du bras gauche, la production de l'hypertrophie du cœur gauche par un mécanisme de dynamique circulatoire.

Cette théorie vasculaire étant admise pour la production de l'hypertrophie, il reste à se demander pourquoi la névralgie du bras gauche produit les douleurs cardiaques dont nous avons parlé. — L'examen de cette seconde question nous amènera peut-être à expliquer autrement que par des phénomènes purement circulatoires l'hypertrophie du cœur gauche et à montrer que l'action du système nerveux sur les vaisseaux du cœur peut arriver aussi à la produire.

La première idée qui se présente à l'esprit losqu'on cherche à se rendre compte de ces cardiopathies, est qu'elles proviennent du développement même de l'hypertrophie du myocarde. — On peut se demander alors pourquoi cette hypertrophie ne donnerait pas lieu à des douleurs analogues dans d'autres conditions pathologiques, dans la sclérose rénale, par exemple. Or, il n'en est rien. — De plus, ces douleurs éclatent d'emblée chez tous les malades, dès le premier jour, alors qu'il n'y a pas encore trace d'hypertrophie. L'hypertrophie n'arrive que bien plus tard, puisque, plusieurs mois après le début des accès, on ne peut pas encore la constater ; elle semble même naître, comme l'a remarqué le Dr Caizergues (e), sous l'influence des accès douloureux, loin de les produire.

Si donc les douleurs du cœur ne sont pas d'origine trophique, il ne reste qu'une solution possible, c'est de les attribuer à une action purement nerveuse, à un acte réflexe.

Ce réflexe a-t-il son centre dans le cerveau ?

Cette hypothèse suppose évidemment que les centres d'innervation du cœur sont voisins immédiats dans le cerveau des centres d'innervation du bras gauche. A cela, une objection générale s'oppose : le cœur reçoit ses nerfs des deux moitiés latérales du cerveau et de la moelle. Ses centres d'innervation ne peuvent donc avoir des rapports de contiguïté avec le centre d'innervation sensitive du bras gauche qui est unilatéral et situé dans l'hémisphère droit. Le réflexe pathogénique se produit-il donc dans la *moelle cervicale*? Nous le pensons.

En effet, c'est dans la moelle cervicale que se trouvent les centres réflexes des mouvements des membres supérieurs, et c'est au même niveau que se trouve l'un des centres d'innervation du cœur, le centre accélérateur (Von Bezold, Cyon). Ces deux centres sont situés dans la substance grise, et ils sont doubles, c'est-à-dire que le centre réflexe du bras droit est distinct de celui du bras gauche, le premier étant dans la moitié droite de la moelle, le second dans la moitié gauche ; pour les nerfs accélérateurs du cœur il en est de même, le cœur reçoit des racines accélératrices provenant des deux côtés de la moelle ; il a donc deux centres accélérateurs, l'un dans la corne antérieure droite, l'autre dans la corne antérieure gauche.

Or, nous venons de dire implicitement, que, dans la moelle, le mouvement réflexe se produit du même côté que l'excitation sensitive, « chaque racine antérieure est en rapport réflexe avec la racine postérieure du même côté (1) », il n'y a pas croisement.

Supposons maintenant une excitation sensitive partant du bras gauche ; elle gagnera directement la corne postérieure gauche, et de là passera dans la corne antérieure gauche, où elle produira un mouvement réflexe du bras gauche en excitant le centre ré-

(1) Beaunis. Nouveaux éléments de physiologie humaine. Paris, J.-B. Baillère, 1881, t. II, p. 1290.

flexe moteur de ce bras, qui s'y trouve. Mais, dans cette corne antérieure, il n'y a pas, nous l'avons vu, que ce centre réflexe du bras gauche, il y a, en plus, le centre accélérateur gauche du cœur; l'excitation sensible partant du bras peut donc, quand elle affecte certaines formes non physiologiques (traumatisme, névralgie) produire non pas des mouvements du bras, mais l'accé ration du cœur. Le blessé de Weir Mitchell (obs. 4) en est un exemple frappant.

De plus, il est probable qu'un certain nombre de fibres vaso-motrices destinées au cœur partent du même point et arrivent au cœur avec les fibres accélératrices de même origine. L'excitation partie du bras pourra donc produire en même temps et l'accélération des battements du cœur et la vaso-constriction des vaisseaux de cet organe.

Retenons donc ces deux faits : une excitation traumatique ou névralgique au niveau du bras peut pro duire par réflexe médullaire, à la fois l'accélération du cœur et la vaso-constriction de ses vaisseaux propres.

Or que se produit-il par suite de la simultanéité de ces deux réflexes? — Plus le cœur bat vite, c'est-à-dire plus il fournit de travail musculaire, et plus il brûle de matériaux carbonés empruntés à ses fibres propres, comme tout muscle en état de travail, comme toute machine thermo-dynamique, avec cette différence insignifiante que la machine brûle de la houille. Les fibres cardiaques empruntent au sang à la fois leur oxygène de combustion et de nouveaux produits carbonés qui remplacent dans une certaine mesure ceux que le travail musculaire oxyde et rejette dans le torrent circulatoire. — Or, précisément à ce moment de travail exagéré, où un afflux sanguin plus considérable serait nécessaire, cet afflux sanguin diminue dans le cœur par le fait de la vaso-constriction réflexe concomitante.

Et que se passe-t-il dans tout muscle qui travaille énergiquement et qui ne reçoit pas, par suite de circonstances pathologiques ou expérimentales, une quantité de sang supérieure à celle qu'il reçoit en état de travail modéré, ou qui en reçoit moins, à plus forte raison? — Ce muscle souffre tout d'abord, puis il cesse de pouvoir se contracter, il s'arrête en état de relâchement, il est paralysé (1). Ce fait se produit dans

(1) Le fait bien connu des vétérinaires sous le nom de *claudication intermittente des chevaux* en est une preuve : Un cheval marche bien au pas et au trot modéré. On accélère son allure, tout d'un coup il commence à boiter. On le presse encore, il boite davantage, puis il tombe. Le membre qui boitait est flasque, inerte, paralysé, couvert de sueur, et, de plus, extrêmement douloureux, autant que l'on en peut juger par l'attitude de l'animal. Le cheval reste étendu quelque temps sans bouger; bientôt tous ces symptômes se dissipent comme par enchantement, le cheval se relève et repart sans nulle boiterie, pour retomber encore si l'on dépasse une certaine vitesse d'allure maximum qu'il peut fournir. Que s'est-il passé ? Simplement ceci : le cheval est porteur, sans que rien le fasse soupçonner au dehors, d'un rétrécissement organique de l'artère fondamentale du membre atteint de claudication intermittente. A l'état de travail modéré, ce rétrécissement laissait passer assez de sang pour suffire à l'alimentation des muscles; mais, ce travail s'exagérant, et la quantité de sang qui arrive au membre ne pouvant être augmentée proportionnellement, en raison du rétrécissement permanent du vaisseau nourricier, le sentiment de fatigue musculaire se produisait presque brusquement à l'état aigu; les muscles, ne pouvant fournir le travail qu'on leur demandait, se paralysaient graduellement, l'animal boitait et finalement tombait, pour se relever dès que l'immobilité avait permis au sang nouveau de venir régénérer la source de la force musculaire.

l'angine de poitrine d'origine artérielle. Le rétrécissement permanent, athéromateux des coronaires permet l'entrée d'une quantité de sang suffisante au travail du cœur à l'état de repos du sujet ; mais dès que ce cœur précipite un peu ses battements (dans l'ascension d'un escalier, la marche contre le vent) il ne reçoit plus assez de sang pour ce surcroît de travail et l'attaque douloureuse d'angine de poitrine se produit. Si cet état se continue un peu trop, le cœur se paralyse et le malade meurt subitement par arrêt du cœur. Le cœur est trouvé arrêté en diastole, c'est-à-dire en état de relâchement, si l'on pratique l'autopsie.

Dans nos cas de cardiopathies réflexes, pareil fait se produit avec cette différence heureuse que la diminution de l'aflux sanguin est transitoire, puisqu'elle est le résultat d'un spasme des vaisseauxdu cœur, et non permanente. De plus, cette vaso-constriction est suivie comme toujours, pas assez vite pour que la douleur n'ait pas eu le temps de se produire, mais assez vite pour que le malade ne coure aucunement le risque de voir son cœur se paralyser et s'arrêter net par suite d'une ischémie trop prolongée, elle est suivie, dis-je, d'une vaso-dilatation secondaire qui permet l'arrivée d'une quantité de sang suffisante pour réparer rapidement le léger défaut de nutrition que le myocarde vient de subir. De plus l'excitation réflexe continuant toujours, le cœur continue à battre rapidement et, comme il reçoit alors autant de sang qu'il lui en faut, il fait ce que font les muscles travaillant beaucoup et se nourrissant bien, il s'hypertrophie. A la longue, au bout d'un certain nombre d'attaques, cette hypertrophie est assez considérable pour pouvoir être constatée par des signes stéthoscopiques.

Mais cette hypertrophie ne se produit pas au contraire dans l'angine de poitrine par rétrécissment athéromateux des coronaires, parce qu'ici le sang n'arrive jamais qu'en petites quantités ; la fibre musculaire cardiaque bien loin de recevoir par moments un superflu de sang au moyen duquel elle pourrait s'hypertrophier, n'est jamais nourrie que du strict nécessaire. Souvent même la quantité de sang reçue est tellement insuffisante, que le cœur subit en partie la dégénérescence graisseuse et que le malade peut alors mourir par rupture d'un anévrysme ventriculaire. G. Balfour en a publié un beau cas (1).

Telle est l'explication que nous donnons de la production simultanée, dans les cas de névralgie brachiale, d'accès de cardiopathie et de l'hypertrophie du ventricule gauche.

On peut ajouter que la gêne momentanée apportée à la circulation du myocarde agit dans le sens de la production de l'hypertrophie du ventricule gauche, comme la gêne permanente de la circulation glomérulaire dans la néphrite interstitielle.

Il nous reste maintenant la troisième question à élucider. Pourquoi les névralgies du bras gauche seul

(1) Loc. cit.

ont-elles le privilège de provoquer ces troubles cardiaques.

Ici nous devons rappeler quelques points de l'anatomie des nerfs du cœur.

Les nerfs du système sympathique qui se rendent au plexus cardiaque et de là au cœur proviennent du ganglion cervical inférieur et du ganglion thoracique supérieur.

Ces ganglions reçoivent eux-mêmes de la mœlle les fibres sympathiques qui en sortent avec les racines antérieures des nerfs cervicaux. C'est ainsi que :

Les branches antérieures du cinquième et du sixième nerf cervical envoient chacune un filet au ganglion cervical moyen.

Les septième et huitième paires cervicales et la première dorsale envoient chacune un rameau au ganglion cervical inférieur.

De plus le plexus brachial lui-même communique avec le ganglion cervical moyen par un filet provenant de la cinquième paire cervicale et avec le ganglion cervical inférieur par un rameau qui remonte dans le canal de l'artère vertébrale.

Toutes ces anastomes existent des deux côtés, mais du côté gauche, elle sont notablement plus grosses, plus volumineuses. Eulemburg (1) l'a signalé après plusieurs anatomistes. Personnellement nous avons examiné ces anastomoses sur deux sujets, la disproportion est frappante. Certains de ces filets manquent même du côté droit.

(1) Eulemburg. Lehrbuch der Nervenkrankheiten, Berlin.

On le voit donc, c'est de la corne antérieure gauche que le cœur reçoit le plus grand nombre de fibres accélératrices et probablement vaso-motrices.

Cela suffit d'après nous à expliquer l'influence exclusive du bras gauche sur la production des cardiopathies réflexes.

Il nous reste à nous demander pourquoi, dans bien des cas que nous avons vus, la névralgie brachiale n'a jamais pour conséquence réflexe, si longtemps qu'elle dure, qu'une cardiopathie bien caractérisée. Pourquoi n'y a-t-il jamais de propagation des réflexes aux noyaux d'origine circonvoisins autre que celui des nerfs du cœur ? — Pourquoi, dans d'autres cas, au contraire, de violentes névralgies traumatiques du bras gauche ont-elles déterminé toute espèce de troubles réflexes généraux du côté du tronc, des membres, des viscères à la seule exception du cœur (1) ?

Nous pensons que dans les premiers cas le réflexe, au lieu de se produire en entier dans la moelle cervicale, se produit au niveau des ganglions cervical moyen et inférieur et thoracique supérieur par un mécanisme un peu différent de celui du réflexe médullaire que nous avons exposé.

En effet de ces trois ganglions part une partie des vaso-moteurs du bras (2); ces vaso-moteurs passent dans les nerfs mixtes ou sensitifs du bras par le

(1) Voyez les cas de : Swan, loc. cit.; Avezou, De quelques phénomènes consécutifs aux contusions des troncs nerveux du bras et à des lésions diverses des branches nerveuses digitales. Thèse Paris, 1879.

(2) Vulpian. Leçons sur l'appareil vaso-moteur. Paris, 1875, Germer-Baillère, p. 193.

chemin des anastomoses que nous avons énumérées et décrites plus haut; ils sont donc probablement plus nombreux pour le bras gauche que pour le droit. Or, « les vaso-moteurs sont formés de fibres centrifuges « motrices et probablement aussi de fibres centripètes « excito-motrices » (1). Enfin « de nombreuses expé- « riences il semble résulter que les ganglions sympa- « thiques, en rapport avec les nerfs vaso-moteurs, « ont sur ces nerfs et, par leur intermédiaire sur les « vaisseaux, une influence analogue à celle qu'exerce « le centre cérébro-spinal sur ces organes (2). » Cette influence peut permettre des réflexes vaso-moteurs réflexes, qui peuvent se produire au niveau de la moelle, comme l'ont montré MM. Tholozan et Brown-Séquard, ou même dans de simples ganglions, comme cela a été démontré pour les trois ganglions intra-cardiaques.

Il suit de là que quelques-unes des fibres centripètes vaso-motrices du bras gauche, qui passent par les anastomoses brachio-ganglionnaires et aboutissent au ganglion cervical inférieur ou au ganglion thoracique supérieur, peuvent être lésées dans un traumatisme ou excitées dans une névralgie de ce membre, et transmettre cette excitation aux deux ganglions d'origine des nerfs cardiaques. Là cette excitation se diffuse et se répartit à la fois dans les fibres vaso-motrices et accélératrices du cœur, qui sortent de ces ganglions pour aller innerver le myocarde, où se passent alors

(1) Id., p. 29.
(2) Id., p. 315.

identiquement les mêmes phénomènes que nous avons exposés plus haut.

Par cette voie, on comprend que le cœur puisse recevoir absolument seul l'excitation d'origine brachiale. La cardiopathie peut se produire à l'état isolé dans ce cas, car le réflexe médullaire concomitant peut rester assez faible pour être circonscrit, aidé qu'il est dans son action sur le cœur par le réflexe ganglionnaire que nous venons de décrire.

Si au contraire le cœur ne semble pas excité dans ces cas de névralgies violentes du bras gauche qui déterminent des troubles réflexes généralisés très graves, nous pensons que l'on doit l'attribuer à un défaut de concomitance de la vaso-constriction cardiaque et de l'accélération des battements du cœur. Or cette concomitance est de nécessité absolue pour produire les troubles que nous avons décrits; nous pensons l'avoir suffisamment démontré. Ce défaut de l'un ou de l'autre des deux facteurs pathogéniques doit être attribué soit à des troubles dans les centres vaso-moteurs qui enlèvent toute régularité aux réflexes de cette partie du système nerveux, et ces troubles sont compréhensibles chez des personnes dont les viscères innervés par le sympathique sont gravement et perpétuellement malades du fait de leur névralgie brachiale; soit à une disposition, normale dans beaucoup de cas, qui ne permet pas la production d'une vaso-constriction provoquée, assez forte et assez longue pour produire l'ischémie du myocarde.

Ce phénomène ne se produisant plus, l'accélération des battements du cœur, qui elle, est constante, ne peut plus arriver à produire la douleur à elle seule, mais il est possible que l'hypertrophie du ventricule gauche se produise quand même.



---

## TABLE DES MATIÈRES.






Paris. — A. Parent, imprimeur de la Faculté de médecine, A. Davy, successeur, 52, rue Madame et rue Monsieur-le-Prince, 14.

www.ingramcontent.com/pod-product-compliance
Ingram Content Group UK Ltd.
Pitfield, Milton Keynes, MK11 3LW, UK
UKHW012101240726
13965UKWH00004B/1453

9 782013 592482